essentials

Essentials liefern aktuelles Wissen in konzentrierter Form. Die Essenz dessen, worauf es als „State-of-the-Art" in der gegenwärtigen Fachdiskussion oder in der Praxis ankommt. *Essentials* informieren schnell, unkompliziert und verständlich

- als Einführung in ein aktuelles Thema aus Ihrem Fachgebiet
- als Einstieg in ein für Sie noch unbekanntes Themenfeld
- als Einblick, um zum Thema mitreden zu können

Die Bücher in elektronischer und gedruckter Form bringen das Fachwissen von Springerautor*innen kompakt zur Darstellung. Sie sind besonders für die Nutzung als eBook auf Tablet-PCs, eBook-Readern und Smartphones geeignet. *Essentials* sind Wissensbausteine aus den Wirtschafts-, Sozial- und Geisteswissenschaften, aus Technik und Naturwissenschaften sowie aus Medizin, Psychologie und Gesundheitsberufen. Von renommierten Autor*innen aller Springer-Verlagsmarken.

Holger Salge

Spätadolezenz - Aufbruch oder Zusammenbruch?

Behandlungstechnische Anregungen für Psychotherapeuten und Pädagogen

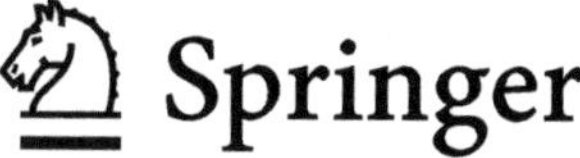

Holger Salge
Sinova Sonnenberg Klinik
Stuttgart, Deutschland

ISSN 2197-6708 ISSN 2197-6716 (electronic)
essentials
ISBN 978-3-662-72766-9 ISBN 978-3-662-72767-6 (eBook)
https://doi.org/10.1007/978-3-662-72767-6

Die Deutsche Nationalbibliothek verzeichnet diese Publikation in der Deutschen Nationalbibliografie; detaillierte bibliografische Daten sind im Internet über https://portal.dnb.de abrufbar.

Planung/Lektorat: Monika Radecki
Springer ist ein Imprint der eingetragenen Gesellschaft Springer-Verlag GmbH, DE und ist ein Teil von Springer Nature.
Die Anschrift der Gesellschaft ist: Heidelberger Platz 3, 14197 Berlin, Germany

Wenn Sie dieses Produkt entsorgen, geben Sie das Papier bitte zum Recycling.

Was können Sie in diesem *essential* finden

- Entwicklungspsychologische Aspekte der Spätadoleszenz
- Hinweise auf den weichenstellenden Charakter dieser Lebensphase
- Die Beschreibung zentraler psychodynamischer Figuren
- Überlegungen zu therapeutischer Haltung und Behandlungstechnik
- Die besondere Bedeutung der Gruppentherapie mit homogenen Gruppen Spätadoleszenter

Competing Interests Der/die Autor*in hat keine für den Inhalt dieses Manuskripts relevanten Interessenkonflikte.

Inhaltsverzeichnis

Über den Autor

Dr. Holger Salge, Ärztlicher Direktor der Sonnenberg Klinik Stuttgart, Fachkrankenhaus für Psychosomatische Medizin. Klinischer Schwerpunkt seit mehr als zwei Jahrzehnten ist die ambulante und stationäre psychotherapeutische Behandlung von Spätadoleszenten und jungen Erwachsenen.

1 Einführung

Nicht erst seit den beeindruckenden Ergebnissen der BEK-Studie (Grobe et al.)) aus dem Jahre 2018 mit einer bemerkenswerten Zunahme psychischer Erkrankungen bei Studenten in der Altersgruppe zwischen 18 und 25 innerhalb einer Dekade, drängen die aktuellen Schwierigkeiten von jungen Erwachsenen bei der Bewältigung der spätadoleszenten Entwicklungsaufgaben in das psychotherapeutische Blickfeld und die entsprechenden Patienten in unsere Praxen und Kliniken. Die Zunahme von spezialisierten stationären und auch teilstationären Behandlungsangeboten, sowohl im psychiatrischen, besonders aber im psychotherapeutischen Bereich, verweist auf die massive Nachfrage nach (intensiven) Behandlungsangeboten.

Vor dem Hintergrund dieser Entwicklung, die in ihren Ursachen bislang vermutlich nur ansatzweise verstanden wird, stellt die substantielle Auseinandersetzung mit den entwicklungspsychologischen Besonderheiten, differentialindikatorischen und insbesondere behandlungstechnischen Herausforderungen von Patienten dieser Altersgruppe eine zwingende Aufgabe dar.

Diese Aufgabe anzunehmen fällt in einer (psychotherapeutischen) Welt, die sich in ihrer klinischen Praxis vermehrt störungsorientierten (ganz aktuell auch modularen) Ansätzen zuwendet, in ihrer evidenzbasierten Forschung zunehmend einer „Quantifizierung des Sozialen“ (Mau 2017) verschrieben hat, nicht leicht. Unter behandlungstechnischen Gesichtspunkten steht eben nicht nur die spezifische Störung bzw. meist komplexe Symptomatik des jungen Patienten im Behandlungsprozess im Fokus, sondern die Arbeit am fast immer „eingefroren“ anmutenden Entwicklungsprozess muss in den Mittelpunkt der therapeutischen Bemühungen rücken. In diesem Text soll auch dargelegt werden, dass diese Zielsetzung mit Hilfe der analytischen Gruppenpsychotherapie, besonders der

H. Salge, *Spätadolezenz - Aufbruch oder Zusammenbruch?*, essentials,
https://doi.org/10.1007/978-3-662-72767-6_1

Gruppentherapie mit homogenen Gruppen junger Erwachsener, möglicherweise besonders gut realisierbar ist.

Dieser Text beschäftigt sich mit Spätadoleszenten, d. h. mit jenen jungen Menschen, die sich lebensgeschichtlich mit der Aufgabe konfrontiert sehen, einen eigenen Lebensentwurf nicht nur zu entwickeln, sondern auch schrittweise zu realisieren. Die gesamte Adoleszenz muss als ein anspruchsvoller Übergangszeitraum betrachtet werden, in dem sich das Individuum längere Zeit zwischen progressiven Entwicklungswünschen und regressiven Ängsten, zwischen grandioser Selbstüberschätzung und massiven Befürchtungen in der eigenen Entwicklung zu scheitern, aufgespannt erlebt. Dieser Phase in der Entwicklung junger Menschen kommt insofern immer auch ein „Bilanzierungscharakter" zu (Salge 2017), da er darüber entscheidet, ob der Aufbruch in ein eigenverantwortetes Leben gelingt.

Die gesellschaftlichen Veränderungen der letzten Jahrzehnte, die mit Schlagworten wie Globalisierung, Digitalisierung, Wertewandel, Klimawandel, antidemokratischen Entwicklungen und zuletzt den ständig zunehmenden Vunerabilitätskonzepten erfasst werden, beeinflussen die Entwicklungsbedingungen junger Menschen vermutlich nachhaltig. Die diagnostischen Systeme wie ICD-10/11oder DSM-IV/V beschreiben, aufgrund des Verzichts einer ätiologischen Zuordnung der Symptombildungen, die spezifischen Herausforderungen der Adoleszenz nicht ausreichend, was zu einer erheblichen Fehlinterpretation psychischer Schwierigkeiten führen kann.

Der Text möchte verschiedene psychodynamische Muster, die das Scheitern oder Gelingen der Spätadoleszenz beeinflussen, herausarbeiten. Besondere Aufmerksamkeit gilt dabei jenen Aspekten, die zu einer Arretierung der persönlichen Entwicklung in dieser Lebensphase beitragen können. Ich möchte dem Erleben eines unfertigen Selbst in Folge eines instabilen Identitätsgefühls, der Angst vor der eigenen Destruktivität, der Realisierung von (unbewussten) Racheimpulsen durch die Verweigerung der eigenen Entwicklung und dem Festhalten an einer Position, die ich als „Idealisierung der Unschuld" (Salge 2019) bezeichnet habe, nachgehen. Auch das Festhalten an ausgedehnten Tagträumen im Dienst der Kompensation fehlender Orientierung in der Realität oder von narzisstischen Regulationsschwierigkeiten bzw. der exzessive Rückzug in virtuelle Welten muss in diesem Zusammenhang thematisiert werden. Schließlich soll auch die Verwendung des Körpers im Zuge problematischer Identifzierungsentwicklungen Erwähnung finden.

Ein weiterer Fokus dieser einführenden Betrachtung aus psychoanalytischer Perspektive liegt auf der kurzen Fokussierung der grundlegenden Herausforderungen in der Begegnung mit spätadoleszenten Menschen. Der Therapeut muss die Funktion vehementer Regressionstendenzen anerkennen, auch bedingt mit ihnen sympathisieren können, darf aber gleichzeitig die Notwendigkeit von Entwicklung nicht leugnen und muss letztlich auch die Aggressivität aufbringen, dem jungen Patienten „die Vertreibung aus dem Paradies der Unverbindlichkeit" zuzumuten. Die Arbeit mit Menschen dieser Altersgruppe erfordert ein sensibles Gleichgewicht zwischen einfühlender Bezugnahme und Konfrontation, wobei massive Beschämungs – und Demütigungsängste als zentrale Phänomene im Dienst der inneren Regulation auf keinen Fall aus dem Auge verloren werden dürfen.

Neben einigen entwicklungspsychologischen Linien und wiederkehrenden psychodynamischen Figuren sollen noch einige Aspekte, die in der Behandlung von Spätadoleszenten besondere Beachtung verdienen, den Therapeuten durchaus vor Herausforderungen stellen, diskutiert werden. Hier können beispielshaft der Umgang mit einer „militanten" Verweigerung, die Notwendigkeit der konsequenten Fokussierung legitimierender Selbst – und Krankheitskonzepte und der Bezug auf die regressive Einrichtung in verschiedenen Rückzugswelten, alles Möglichkeiten der Vermeidung von Entwicklung, genannt werden.

Die therapeutische Arbeit ist oft von Widerständen begleitet, da die Inanspruchnahme eines psychotherapeutischen Angebots, gleichgültig in welchem Setting, oft als Eingeständnis des persönlichen Scheiterns empfunden wird. Humor, Authentizität und eine stabile Verankerung in der eigenen Adoleszenzerfahrung können dem Therapeuten helfen, Zugang zu den jungen Patienten zu finden und authentische, insbesondere nachhaltige Entwicklungsprozesse anzustoßen.

Entwicklungspsychologie der Spätadoleszenz

2

Die Adoleszenz ist eine mehrjährig verlaufende Form des Übergangs ins Erwachsenenleben, die mit der Spätadoleszenz einen vorläufigen Abschluss finden sollte. Insofern wird auch bilanziert inwieweit die in der bisherigen Entwicklung erworbenen inneren Fertigkeiten so stabil erlebt werden, dass der Aufbruch in ein eigenverantwortetes Leben gewagt werden kann. Letztlich wird die Frage nach der Entwicklung eines stabilen Identitätserlebens aufgeworfen. Die Störanfälligkeit von Identitätsbildungsvorgängen bzw. der resultierenden psychosozialen Folgen sind für das Verständnis spätadoleszenter Entwicklungen aber auch für die Konzeptionalisierung therapeutischer Vorgehensweisen gleichermaßen von hervorragender Bedeutung.

Bei der Betrachtung gesellschaftlicher Entwicklungen in den letzten drei bis vier Jahrzehnten lässt sich die langsame Ausdehnung von „jugendlichen" Verhaltens- und Erlebensweisen bis in das dritte und vierte Lebensjahrzehnt und auch darüber hinaus, beobachten. Dieses verbreitete Festhalten an jugendlichen Erlebensmöglichkeiten, trägt sicherlich zu den Schwierigkeiten bei, krisenhafte und verlängerte Übergangsphasen ins Erwachsenenalter von pathologischen Verläufen zu unterscheiden.

In der komplexeren und beschleunigten Welt der Postmoderne ist ein Abrücken vom Ideal der Entwicklung und Selbstverwirklichung hin zu einer (frühen) Aufforderung zur Optimierung der eigenen Ressourcen, Kompetenzen und Fertigkeiten zu beobachten. Damit einher geht aber ein (unbewusstes) Festhalten an nicht realisierten Entwicklungsoptionen und Lebensmöglichkeiten, mit der Tendenz Festlegungen und Verbindlichkeiten zu vermeiden. Bernfeld hatte schon nach dem Ersten Weltkrieg von einer „gestreckten Pubertät" gesprochen (Bernfeld 1923). Arnett (2004) konzeptionalisiert eine emerging adulthood als normalpsychologische Lebensphase von jungen Menschen in der westlichen Welt, die

H. Salge, *Spätadolezenz - Aufbruch oder Zusammenbruch?*, essentials,
https://doi.org/10.1007/978-3-662-72767-6_2

sich durch eine verlängerte Identitätssuche und ein ausgedehnteres Spiel mit den verschiedenen (Daseins-) Möglichkeiten auszeichnet und versucht damit dem nicht zu leugnenden Phänomen längerer Entwicklungszeiten Rechnung zu tragen.

Die schrittweise Umwandlung der kindlichen in eine erwachsene Persönlichkeit wird immer angestoßen durch die biologischen Veränderungen des Körpers und den damit subjektiv einhergehenden Triebschub der Pubertät. Die resultierenden Entwicklungsaufgaben sind enorm. Es handelt es sich bei der Adoleszenz also um einen anspruchsvollen Entwicklungszeitraum, dessen Bewältigung sowohl von den Bedingungen abhängig ist mit denen der junge Mensch in diese turbulente Lebensphase eintritt, als auch von dem Verlauf dieses komplexen Lebensabschnitts selbst.

Als eine der Hauptaufgaben, die in dieser Lebensspanner bewältigt werden müssen, ist die Entwicklung eines stabilen Identitätsgefühls zu beschreiben. Dazu zählen die Übernahme der männlichen oder weiblichen Geschlechtsrolle, das Akzeptieren des eigenen Körpers und dessen Integration in das Selbstkonzept, insbesondere die Fähigkeit zu intimen Beziehungen außerhalb der Familie. Die Spätadoleszenz konfrontiert daher jeden Menschen unnachgiebig mit den (neuen) Kulturen jenseits der Familie. Ist es nicht gelungen, das seelische Instrumentarium so weit zu entwickeln, dass eine stabile Differenzierung zwischen innerer und äußerer Realität, Denken, Fühlen und Handeln, zwischen Gestern, Heute und Morgen gelingt, kann dies die eigenverantwortliche Bewegung in den gesellschaftlich-kulturellen Raum mit seinen komplexen, aber zunächst unvertrauten Anforderungen sehr erschweren. Die Welt außerhalb der bisherigen, vertrauten Welt mit der familiären Zugehörigkeit im Zentrum, wird besonders dann bedrohlich erlebt, wenn die eigene Aggressivität keine Integration in das Selbstkonzept erfahren hat, und anhaltend projiziert werden muss. Das vertraute Umfeld wird in der Fantasie dann zum einzig sicheren Ort, der nicht aufgegeben werden kann.

Erst bei der Bewältigung der neuen Lebensanforderungen, die in enger Verbindung zum Über-Ich und Ich-Ideal erfolgen, geben sich die Integrationsmöglichkeiten der Ich-Struktur von Triebansprüchen, Verselbstständigungsbedürfnissen und regressiven Wünsche zu erkennen, die im Falle fehlender Stabilität erhebliche Ängste vor Desintegration bis hin zum Selbstverlust mobilisieren. Insofern wird verständlich, dass die gegen diese Zustände gerichteten Abwehrmechanismen und Bewältigungsstrategien häufig in unkritischer und ggf. auch exzessiver Form Verwendung finden müssen. Da diese Mechanismen im Dienst der Angst – oder Schamabwehr im persönlichen Erleben überaus rasch und verlässlich wirksam sein müssen, treten sie oft in Form von süchtig–kompromisslos anmutendem Handeln in Erscheinung. Konsum von Alkohol und Drogen, Fressanfälle und nachfolgendes Erbrechen, restriktiver Umgang mit der Nahrungsaufnahme und exzessiver Sport, Selbstverletzungen, das unbegrenzte Abtauchen in Tagtraumwelten oder die Virtualität sozialer Medien und promiskuitives Partnerschaftsverhalten können so subjektiv ausgesprochen hilfreich erlebt werden und daher, trotz ihres autodestruktiven Charakters, oft nur schwer zur Disposition gestellt werden. Gleichzeitig ermöglichen diese, (in ihrer Motivation) meist unbewussten Strategien, einen leugnenden Umgang mit der psychischen und der äußeren Realität zu stabilisieren Da diese Strategien im eigenen Erleben die Illusion der Selbstverfügbarkeit aufrechterhalten, damit die Autonomie vom bedeutsamen Anderen versprechen, tragen sie auch noch zu stabilisierend erlebten Triumph- und Allmachtgefühlen bei.

Peter Blos identifiziert die Spätadoleszenz konsequenter Weise als eine Zeit der Krise:

> „Hier ist es, wo wir die eigentliche Krise der Adoleszenz suchen müssen, die so oft die Integrationsfähigkeit des Individuums überfordert und adaptives Versagen, Ich-Missbildungen, Defensivmanöver und schwere Psychopathologie verursacht". (Blos 1973).

Wenn es in der bisherigen Biografie nicht gelungen ist ein hinreichend stabiles Identitätserleben zu erarbeiten, droht in der Begegnung mit den lebensgeschichtlichen Anforderungen des Entwurfs und Verfolgung eines eigenen Lebensentwurfs, die (vollständige) Arretierung der persönlichen Entwicklung. Insofern hat diese Lebensphase weichenstellenden Charakter, entscheidet mit darüber ob ein Leben in Krankheit oder Gesundheit verbracht wird.

In den letzten Jahrzehnten ist eine bemerkenswerte Desynchronisation der verschiedenen Stränge der Entwicklung im Übergang zum Erwachsenen zu verzeichnen. Körperliche, seelische, mentale, sexuelle und ökonomische Aspekte der Entwicklung zum Erwachsenen können weitgehend von einander entkoppelt verfolgt werden.

Moment der Bilanzierung

Der Augenblick, in dem ein junger Mensch beginnt, innerlich in Erwägung ziehen kann, auf die unmittelbare (und regulierende) Anteilnahme und Anerkennung der Eltern und seines bisherigen Umfeldes zu verzichten, gerät insofern zu einem Moment der Bilanzierung. Die im bisherigen Leben erworbene „innere Ausstattung" (Salge 2009), insbesondere die Fähigkeit, allein zu sein, zu verbindlichen Beziehungen, zur Anerkennung der Notwendigkeit, durch Engagement und Anstrengung Ziele zu erreichen, zu der Möglichkeit schuldig zu werden und auch zur Fähigkeit sich dem Neid der Anderen auszusetzen, muss sich nun in der Realisierung einer eigenverantwortlichen Lebensgestaltung bewähren.

Nur wenn der junge Erwachsene weder die Angst noch die Faszination vor dem Fremden leugnen muss, kann er sich ohne Befürchtung eines Selbstverlusts in die neue Welt, in die ihn umgebende Kultur hineinwachsen und diese gleichzeitig gestaltend beeinflussen.

Die in dieser Lebensphase besonders intensive Wahrnehmungs- und Explorationstätigkeit, die damit verbundene kontinuierliche Auseinandersetzung mit der äußeren und inneren Realität, führt zu einer zunehmenden Stabilisierung des erweiterten Bildes von sich selbst und damit zu einer stabilen persönlichen Identität, die es ermöglicht, die Verantwortung für das eigene Leben, für Gelingen und Scheitern zu übernehmen. Die entwickelte Fähigkeit zum Denken und die differenzierte Wahrnehmung und Anerkennung der eigenen Emotionen stärkt die Antizipationsfähigkeit und erleichtert andererseits, die vielen Phänomene der äußeren Welt zu interpretieren und zu kategorisieren. Das Erleben von Sicherheit und die (unbewusste) Überzeugung, den Anforderungen der Welt wirksam begegnen zu können, nimmt zu. Die resultierende Erfahrung des „Auf sich gestellt seins", wirkt angstmindernd und fördert eine aktiv – gestalterische Haltung dem Leben gegenüber.

Aus dem Spätadoleszenten ist ein junger Erwachsener geworden, der die Anforderungen des folgenden Lebensabschnitts mit (vorläufiger) beruflicher Festlegung, Gestaltung von tragfähigen Beziehungen, sexueller Partnerschaft und später auch Elternschaft glaubt meistern zu können. Ein Aufbruch in das eigene Leben mit allen Risiken, Versprechungen, aber auch Verbindlichkeiten ist möglich. Die eigene Potenz konnte und kann auch weiterhin an der Realität überprüft werden.

Es gibt kein verlässliches Kriterium, dass das Ende der Spätadoleszenz eindeutig bestimmt. Wenn sich in der Begegnung mit dem jungen Erwachsenen eine größere Berechenbarkeit einstellt, eine Zunahme von zweckgerichtetem Handeln zu verzeichnen ist, eine größere Offenheit für Kompromisse, eine stabilere Selbstwahrnehmung und Selbstachtung an die Stelle von Omnipotenzphantasien treten, ein Rückgang von Egozentrik und mehr Empathie zu beobachten sind, insbesondere befriedigende, intime Beziehungen möglich sind, kann von einer hinreichenden Bewältigung der zentralen spätadoleszenten Entwicklungsaufgaben ausgegangen werden.

Eigene Mängel und Unvollkommenheiten wie auch die der (Liebes-) Objekte können anerkannt, bzw. als Aufforderung für Anstrengung und sinnvolle Arbeit aufgefasst werden. Der junge Mensch findet zu einer Haltung, die Blos (1973) als „reife Ambivalenz" bezeichnet.

Die für die Spätadoleszenz beschriebenen Entwicklungsaufgaben können in dieser Lebensphase nicht zwangsläufig zum Abschluss gebracht werden. Vielmehr handelt sich um Lebensthemen, die in auch in späteren Lebensphasen immer wieder relevant werden, deren partielle Bewältigung für den Übergang ins Erwachsenenalter jedoch unverzichtbar ist. Wenn die innere Ausstattung aber die Vermittlung der Anforderungen zwischen innerer und äußerer Realität nicht erlaubt, drohen Entwicklungsstagnation, Pseudoidentitäten oder psychische Krankheit.

3 Zentrale psychodynamische Figuren

Psychoanalytische Perspektiven beschreiben die Zeit des Übergangs ins Erwachsenenalter als eine Art „zweite Individuation", in der alte Selbstentwürfe hinterfragt, neue entwickelt und in der Begegnung mit der Realität evaluiert werden. Gelingt es nicht, sich von kindlichen Abhängigkeiten zu lösen und eine eigenständige, stabile Identität zu entwickeln, kann dies zu massivem Unsicherheitserleben, Selbstzweifeln mit der Folge psychosozialer Rückzüge führen, um sich vor den Ungewissheiten der Realität zu schützen.

Die Spätadoleszenz ist trotz aller Versprechungen der Zukunft, immer auch eine Zeit von Trennung und Abschied. Ein Abschied von den inneren und realen Eltern, von einem gesellschaftlich zugestandenen Moratorium und besonders von (bis jetzt entwicklungsfördernden) Omnipotenz- und Grandiositätsvorstellungen. Insofern ist die Bewältigung dieser Lebensphase in der individuellen Entwicklung in hohem Maße von der Trennungskompetenz des jungen Menschen abhängig, die wiederum aus den Beziehungserfahrungen in der bisherigen Biografie resultiert. Der psychotherapeutische Umgang mit Patienten in dieser Lebensphase wird geprägt von diagnostischer Unsicherheit und heftigen Gegenübertragungsreaktionen auf Seiten des Therapeuten und Sprachlosigkeit, Angst und Ambivalenz gegenüber dem therapeutischen Angebot, massiver Scham und (unbewusster) Angst vor der eigenen Destruktivität auf Seiten des Patienten (Salge 2017).

Die Bezugnahme auf die folgenden Aspekte hat sich mir in schwierigen und unübersichtlichen, besonders in stagnierenden Behandlungssituationen immer wieder als hilfreich erwiesen.

- Das unfertige Selbst im Sinne eines nicht erreichten stabilen Identitätsgefühls
- Der Aspekt der Scham

H. Salge, *Spätadolezenz - Aufbruch oder Zusammenbruch?*, essentials,
https://doi.org/10.1007/978-3-662-72767-6_3

- Die Angst vor der eigenen Destruktivität
- Der Aspekt der Rache
- Die Idealisierung der Unschuld
- Die Bedeutung des Körpers

3.1 Das unfertige Selbst im Sinne eines nicht erreichten stabilen Identitätsgefühls

Vermutlich ist für die Persönlichkeitsentwicklung jedes Menschen die frühe Separationserfahrung von zentraler Bedeutung. Ermöglichen die Primärobjekte eine Entwicklung aus der Mutter-Kind-Dyade? Wenn die (frühen) Autonomiebestrebungen des Kindes als Folge einer zu hohen narzisstischen Besetzung und resultierender Ängste durch die Eltern (die Mutter), mit der Tendenz ihr Kind für die Regulierung des eigenen psychischen Gleichgewicht zu verwenden, attackiert werden, besteht die große Gefahr, dass daraus eine enge, aber ambivalent bleibende Bindung resultiert, mit der Erschwernis, sich in Drei- oder Mehrpersonenkonstellationen bewegen zu können, d. h. es bestehen keine stabilen Triangulierungserfahrungen. Als Konsequenz werden Verselbstständigungswünsche durch mehr oder weniger ausgeprägte (meist unbewusste bleibende) Schuldgefühle beantwortet. Sehr prägnant ist diese Dynamik in der ersten Strophe des Kinderliedes „Hänschen klein" dargestellt.

Im kontinuierlichen Spannungsfeld von Lust auf und Angst vor Entwicklung besteht in der weiteren Biografie die Gefahr, dass sich im Dienst der Angstbewältigung und der Schuldgefühlsabwehr eine (ich-syntone) regressive Positionierung in der inneren Welt etabliert. Das Neue und Unvertraute hat dann wenig Aufforderungscharakter, wird eher als beunruhigend und labilisierend erlebt. Ab der Pubertät, die die Notwendigkeit mit sich bringt, körperliche Veränderungen und neue, auch fremd erlebte Wünsche und Impulse in die eigene Persönlichkeit zu integrieren, kann dann die Peer-group nicht als Entwicklungsort für dringend notwendige Schritte der Identitätsstabilisierung und Verselbstständigung genutzt werden. Die Ablösungstendenzen in der Adoleszenz finden keine Unterstützung. Die Bindung an die Primärobjekte bleibt somit über die Adoleszenz hinaus recht stabil. Eine kontinuierliche und dialogische Erweiterung des eigenen Selbstentwurfs, basierend auf der andauernden Begegnung zwischen dem Eigenen und dem Fremden, dem Innen und dem Außen, zwischen Phantasie und Realität hat es dann schwer, findet nur eingeschränkt ggf. sogar nur rudimentär statt. Damit ist die kontinuierliche Entwicklung eines stabilen Identitätsgefühls, die naheliegender Weise nur in der Begegnung mit dem Unvertrauten erfolgen kann, die die Erfahrungen mit dem Fremden zur Voraussetzung hat, kaum möglich.

Im Adoleszenten, später im Spätadoleszenten verfestigt sich die Überzeugung der weiterhin bestehenden, konkreten Angewiesenheit auf die Zustimmung und Bestätigung der vertrauten Objekte. Der phantasierte Verzicht auf kontinuierliche Unterstützung, mobilisiert dann regelmäßig ich-syntone Ängste, bis hin zu Befürchtungen vor dem Selbstverlust und der drohenden Katastrophe, die authentische, progressive Entwicklungen verhindern. Enttarnen wird sich diese Entwicklung in der Regel dann, wenn äußere Strukturgeber am Ende eines Lebensabschnitts drohen fortzufallen, z. B. nach Beendigung einer Ausbildung oder dem Abitur (Schule, Freundeskreis, Heimatort etc.) und die Selbstwertstabilisierung vermehrt über Gratifikationen aus eigenen Lebensleistungen – und Erfahrungen erfolgen muss.

Aus etwas anderer Perspektive ist festzustellen, dass es dem jungen Erwachsenen dann in seinem bisherigen Leben nicht gelungen ist, die Fähigkeit zum Alleinsein, als Zeichen der Reife der emotionalen Entwicklung (Winnicott 1958) zu erwerben. Winnicott beschreibt dabei das Paradox, dass die Fähigkeit zum Alleinsein sich auf das Erleben des Alleinseins in der Gegenwart eines anderen Menschen gründet: „Der Mensch, der die Fähigkeit zum Alleinsein entwickelt hat, ist immer wieder fähig, den persönlichen Impuls neu zu entdecken, und dieser persönliche Impuls geht nicht ins Leere, weil der Zustand des Alleinseins etwas ist, das (wenn auch paradoxerweise) immer voraussetzt, dass noch jemand da ist“ (Winnicott 1958).

Die Fortführung dieser Überlegung unterstellt die Fähigkeit, mit sich selbst allein sein zu wollen, als unabdingbare Voraussetzung für eine echte, schöpferische und verantwortliche Bezugnahme auf das eigene Leben (Heimann 1959). Die Erfahrung der Fähigkeit allein zu sein, korrespondiert vermutlich auch mit der Fähigkeit allein zu lassen, unterstützt so vermutlich auch Ablösungsimpulse. Diese Perspektive scheint für adoleszent-spätadoleszente Verselbstständigungen insofern von eminenter Bedeutung, da in dieser Lebensphase sowohl die Fähigkeit allein zu sein, aber auch der Wunsch allein zu lassen, gleichzeitig zur Disposition stehen.

In den letzten, mindestens zwei Jahrzehnten ist nun eine zunehmende Relativierung der getrennten Erlebnis – und Erfahrungswelten der Generationen zu beobachten. Aufgrund des sich stetig realisierenden Wunsches der Älteren nach Partizipation am Jungsein wird der gesellschaftliche Übergangsraum der Jugend nur zögerlich, oft sogar gar nicht freigegeben. Der ab der Pubertät zunehmende Drang, sich selbst in neuen Erfahrungen auszuprobieren, die eigenen

Möglichkeiten (und natürlich auch Grenzen) auszuloten, sich in der Begegnung mit dem noch nicht Vertrauten kennen zu lernen und besonders der Schritt (auch schmerzvolle) Erfahrungen innerlich zu bewältigen, wird durch die Möglichkeit der anhaltenden Delegation von Verantwortung, versorgend – entlastende Einflussnahme und die Induktion von (unbewussten) Schuldgefühlen erschwert, schlimmstenfalls vollständig verhindert.

Es zeigt sich aktuell eine scheinbar unaufhaltsame Vorstellung in der modernen Gesellschaft, dass Frustrationen nur Zumutungen darstellen und somit unbedingt verhindert werden müssen. Diese Perspektive findet ihren Widerhall in zahlreichen Vulnerabilitätskonzepten, die, recht unwidersprochen, auf dem Vormarsch sind (von Rostalski 2024). Verschleiert wird damit vermutlich die Unfähigkeit sich zu trennen, die im Kern eine Unfähigkeit zu trauern darstellt. Dabei stellt die „sublimierende Aktivität des Ichs" (Heimann 1959) eine grundlegende Bedingung dar für die Entwicklung bzw. Aufrechterhaltung von Gesundheit, persönlicher Entfaltung und den Zugang zur eigenen Kreativität. Möglicherweise steht die Entwicklung besonders gravierender Symptombildungen in der Spätadoleszenz bis hin zu psychotischen Dekompensationen in einem unmittelbaren Zusammenhang mit der Tatsache, dass die Fähigkeit zum und das Wollen von Alleinsein in dem beschriebenen Sinne mit dem Erleben des Auf-sich-Gestellt-Seins genau an dieser Stelle das ganze Szenario archaischer Impulse, präödipaler und ödipaler Wünsche und Befürchtungen und die dazugehörigen Schuldgefühle wachruft und insofern höchste Anforderungen an die bis dahin erworbenen Ich-Funktionen stellt. Auch eine in Kindheit und Jugend vermeintliche Stabilität demaskiert sich nun im Übergang ins Erwachsenenalter als Pseudostabilität und kann zum Ausgangspunkt einer pathologischen Entwicklung werden. Insofern verwundert es auch nicht, dass gerade in der jüngeren Vergangenheit vermehrt „Pseudoidentitäten" (u. a. in Form neuer Geschlechtsidentitäten) und auch Rückzüge hinter Diagnosen Hochkonjunktur haben.

Exkurs: Tagträume

Ich möchte an dieser Stelle kurz auf die Bedeutung und Funktion von Tagträumen und Omnipotenzfantasien hinsichtlich der Regulation narzisstischer Gleichgewichtszustände in der Adoleszenz und im jungen Erwachsenenalter hinweisen. Tagträume haben in der frühen und ggf. mittleren Adoleszent eher entwicklungsfördernde Aspekte. Wenn sie in der Spätadoleszenz immer noch vom Individuum benötigt werden, dienen sie, durchaus bis hin zur süchtigen Verwendung, eher der Leugnung eigener Lebensschwierigkeiten, der Kompensation befürchteter Defizite und Unterlegenheitsängste. Aufgrund dieser Funktion, aber auch weil in den Tagträumen die eigenen Grandiositätsvorstellungen recht unverstellt erkennbar werden, müssen sie von den Betroffenen aufgrund von massiven Beschämungsängsten verschwiegen werden. Ich kann mich nur an wenige junge Patienten erinnern, die Tagträume von sich aus angesprochen oder gar umfassendere Einblicke in deren Inhalte zugelassen hätte. Meist wird nur auf dezidierte Nachfrage deren Vorhandensein eingeräumt.

Tagträume und Fantasiewelten sind Teil jeder Biografie. Sie treten in jeder Lebensphase auf und sind an keine besonderen Bedingungen gebunden und insofern ein ubiquitäres Phänomen. Jedem von uns sind diese tranceartigen Zustände vertraut, in denen die Welt der Fantasie mehrmals am Tag kurze Rückzüge aus der Realität ermöglicht. Auch der wunscherfüllende Charakter dieser Rückzüge in die Welt der eigenen Fantasien ist den meisten Menschen gut zugänglich.

Im Übergangsraum der Adoleszenz kommt den Tagträumen vermutlich eine Vielzahl von Funktionen zu. Laufer (1980) hat auf den Tagtraum als Modalität hingewiesen, in dem sich die „zentrale Masturbationsfantasie“ zeigt. Der Tagtraum bietet aber auch die Möglichkeit, verschiedene Daseins- und Handlungsvarianten in der Fantasie immer wieder in neuen Versionen zu erproben und zwar ohne echte Konsequenzen befürchten zu müssen. Chasseguet-Smirgel (1981) hat Tagträume dementsprechend in der Zeit der mittleren Adoleszenz als „Entwicklungsprogramm zum Großwerden“ bezeichnet, eine sehr zutreffende und sympathische Perspektive. Der Tagträumer ermöglicht sich in Momenten der Instabilität Vorstellungen von Beziehungen in vollständiger Harmonie, Erlebnisse des Gelingens und der eigenen Großartigkeit. Gefühle der Unsicherheit und Verlorenheit, die unweigerlich mit dem eigenen Explorationsverhaltens und der Realisierung von Verselbstständigungsimpulsen verbunden sind, können so besser bewältigt werden. In der frühen und mittleren Adoleszenz sind (auch ausgedehnte) Tagträume insofern als normalpsychologisches Phänomen einzuschätzen. Treten sie in der Spätadoleszenz aber immer noch in exzessiver Form auf, d. h. nehmen relevante Zeitabschnitte innerhalb eines Tages in Anspruch, dienen sie der Aufrechterhaltung von Omnipotenz- und Grandiositätsfantasien im Dienst der Kompensation enttäuschender oder ausbleibender Lebenserfahrungen. Das Festhalten an (ausgedehnten) Tagtraumwelten kann also mit zunehmendem Alter durchaus als Indikator von scheiternden Entwicklungen interpretiert werden.

Die mit den Tagträumen verbundenen Hoffnungen bezüglich der eigenen Entwicklung werden mit zunehmendem Alter unterschwellig zum Symptom einer unbewussten Hoffnungslosigkeit. Der erregend-stimulierende Charakter der Tagträume bleibt zwar erhalten, wird aber sukzessive ergänzt durch den zunehmenden Befriedigungscharakter eigener Wünsche, allerdings lediglich in der Phantasie. Der Tagtraum bietet damit viel umfassendere Befriedigungsmöglichkeiten als die Realität, eignet sich daher in besonderer Weise zur Aufrechterhaltung und Stabilisierung einer durch Leugnung und Vermeidung gekennzeichneten passiv-abwartenden Lebenshaltung. Konfrontationen in der Realität können, falls eine unmittelbare Befriedigung oder Beruhigung nicht möglich ist, durch den Rückzug in die sehr viel befriedigendere und der eigenen Wunscherfüllung unterworfene Tagtraumwelt beantwortet werden.

Erst nachdem ich begonnen habe, mein Augenmerk systematischer auf das Phänomen der Tagträume zu richten, im klinischen Material konsequenter nach Hinweisen auf die innere Stabilisierung durch die Wunscherfüllung mittels Rückzüge in entsprechende Fantasiewelten zu suchen, bin ich auf die relative Häufigkeit und auch Konsequenz aufmerksam geworden, mit der jüngere Patienten versuchen, ihr inneres Gleichgewicht durch den Rückzug in diese Welten aufrechtzuerhalten.

Auch wenn meist gar nicht oder erst spät im Verlauf einer Behandlung über die Inhalte dieser sehr heimlichen Vorstellungswelten gesprochen wird, bin ich immer wieder erstaunt, wie ausgebaut, hoch besetzt, aber auch ich-nah, Tagträume und Fantasiewelten sind – aber auch welche entwicklungsverhindernde Wirkung sie entfalten können.

Die Funktion der Fantasiewelt – aus dem Brief einer Patientin an ihren Therapeuten

„Vielleicht sagen Sie jetzt so was wie: Jeder Mensch hat irgendwelche Fantasien von sich, das ist ganz normal, die dürfen auch verrückt sein. Vielleicht denken Sie, dass ich wirklich so bin, wie Sie mich erleben und dass das andere eben „nur" Fantasien sind. Aber ich habe nicht das Gefühl, dass ich so bin, wie Sie mich kennen. Für mich existiert dieses andere Ich nicht nur in meiner Fantasie. Es gibt schon auch eine rein fiktive Fantasiewelt mit einem fiktiven Ich, von dem ich weiß, dass ich das nicht wirklich bin, auch wenn mir selbst diese Tagträume manchmal schon ziemlich real vorkommen. Aber dieses Ich, dass hier gerade alles schreibt und diese ganzen Gespräche führt, ist ja real. Und es stimmt ja nicht mal wirklich, dass es die Gespräche nur in Gedanken führt. Ich rede ja wirklich, zwar in Flüsterton, aber auf jeden Fall laut genug, dass es jemand anders hören könnte, wenn jemand da wäre."

Diese kurze, schriftliche Bezugnahme auf eine Fantasiewelt unterstreicht die innewohnenden Rückzugsmöglichkeiten. Skizziert wird aber auch der manipulative, Grenzen verwischende Charakter, den eine solche Fantasietätigkeit mit sich bringen kann. Mit massiven Auswirkungen auf die eigenen Lebensrealität, wird die eigene Wahrnehmung korrumpiert. Da die Schwierigkeiten in der Realität gute und identitätsstabilisierende Erfahrungen zu machen, als Zumutung interpretiert werden, diese in der Tagtraumwelt ungleich leichter zu erreichen sind, droht ein echter circulus vitiosus.

Nach meiner Erfahrung ist es relativ vielen spätadoleszenten Patienten im Verlauf ihrer Entwicklung nicht gelungen, die Welt der Tagträume und Fantasien schrittweise durch befriedigende Erfahrungen und lebendige Begegnungen in der Realität zu ersetzen und damit verzichtbar zu machen. Es war ihnen eben nicht möglich, Tagträume als Probehandeln zu nutzen, sich innerlich mit den Anforderungen der Realität, die Ungewissheit und Angst auslösen, durch anhaltendes Fantasieren „anzufreunden".

In beeindruckender Konsequenz müssen die Produkte der eigenen Fantasie vom spätadoleszenten Patienten aufgrund massiver Beschämungsängste (sowohl hinsichtlich ihres Vorhandenseins noch mehr bezüglich ihres Inhalts) auch in psychotherapeutischen Behandlungen in der Regel verschwiegen werden. Die Scham ist auch darauf zurückzuführen, dass der regelmäßige Rückgriff auf die selbst geschaffenen Vorstellungswelten oft bewusst erfolgt und die massive Diskrepanz zwischen aktueller Lebensrealität und deren grandiosen Inhalten den wunscherfüllend-kompensierenden Charakter unmittelbar verrät.

Wenn es überhaupt möglich ist, diesen Teil der inneren Tätigkeit zum Gegenstand der therapeutischen Auseinandersetzung werden zu lassen, wird die hohe Identifikation und Verbundenheit mit der eigenen Tagtraumwelt von den jungen Patienten vordergründig durchaus kritisch betrachtet. Die ausgesprochen hohe Gratifikation dieser Vorstellungswelten, die in ausgeprägten Fällen zur Aufrechterhaltung eines mitunter pervers anmutenden Rückzugssystems beitragen, wird am ehesten in der Gegenübertragung wahrnehmbar. Oftmals scheint in solchen Fantasiewelten die Erfüllung archaischer Wünsche mit Omnipotenzfantasien zu Vorstellungen von hochgradig befriedigendem Charakter zu verschmelzen.

Wenn es gelingt, von einem jungen Patienten vorsichtige Einblicke in die innere Verwendung seiner Tagträume zu erhalten, drängt sich rasch die Analogie zum Umgang mit Drogen auf. Unter gleichzeitiger Leugnung realer Lebensanforderungen verschaffen Tagträume in inniger Verschränkung mit Grandiositätsvorstellungen ungeheure Befriedigung. Zumindest in der Fantasie ist die narzisstische Vorstellung möglich: „Das habe ich erreicht, das ist mir gelungen" – unter gleichzeitiger und systematischer Vermeidung von Kränkungserlebnissen und Zurückweisungserfahrungen im äußeren Leben.

Im Gegensatz zu der umfangreichen theoretischen Auseinandersetzung mit dem Traum ist die Literatur über Tagträume bemerkenswert knapp. Dies könnte als ein weiterer Hinweis auf die ausgeprägten Beschämungsgefahren interpretiert werden, die diesem seelischen Phänomen innewohnen. Da der wunscherfüllende

Charakter von Tagträumen eine so unmittelbare Evidenz hat, wird auch deutlich, dass sie einen unmittelbaren Blick in die Welt der Erwartungen und Wünsche, aber auch auf die Idealvorstellungen vom eigenen Selbst des Tagträumers erlauben. Die Tendenz, Inhalte von Tagträumen geheim zu halten, beobachtete Sigmund Freud (1908) schon recht früh: „Der Erwachsene aber schämt sich seiner Phantasien und versteckt sie vor anderen, er hegt sie als seine eigensten Intimitäten, er würde in der Regel lieber seine Vergehungen eingestehen, als seine Phantasien mitzuteilen."

Tagträume sind grundsätzlich eine gesunde Möglichkeit der inneren Regulation, der Regression und des Rückzugs. Spätadoleszente Patienten haben Tagträume oft zu echten Rückzugsorten ausgebaut. Aufgrund des beschämenden Kontrastes und des schon erwähnten Befriedigungscharakters gewinnen sie besonders intimen Charakter, werden zum Allerheiligen, müssen verheimlicht und geschützt werden. Nächtliche Träume werden hingegen sehr viel offener geschildert. Durch den – entschuldigenden – Hinweis auf das Bizarre und Verrückte des Traums und damit verbundene entwertende oder belächelnde Tendenzen, ist eine rasche innere Distanzierung möglich. Die Bezugnahme auf den Tagtraum ist vermutlich auch deshalb so problematisch, weil sich der Tagträumer seiner eigenen „Regietätigkeit" zumindest in Ansätzen bewusst ist und sich damit für die Produkte seiner Fantasie sehr viel stärker verantwortlich fühlt.

Der behandlungstechnische Umgang mit Tagträumen junger Erwachsener in der hier skizzierten inneren Verwendung, ist kompliziert. Selbst wenn der Therapeut an die Möglichkeit der inneren Stabilisierung durch kompensierende Fantasiewelten denkt, bleiben sie in der Regel vor seinen Blicken geschützt. Durch den Selbstbezug verweisen sie auf den Narzissmus des Spätadoleszenten und zielen damit auch auf den Kern der Problematik, die arretierte Entwicklung. Obgleich der Abwehrcharakter dieser Fantasie- und Tagtraumwelten unmittelbar hervortritt, wird ein voreiliger, deutender Hinweis den Zugang rasch verschließen. Dennoch bleibt ein Zugang zu den Tagträumen oder wenigstens zu den darin enthaltenen Selbst- und Objektrepräsentanzen unverzichtbar, um eine Entwicklungsstörung nicht zur vollständigen Neurose oder Persönlichkeitsstörung mit ihren verfestigten Abwehrorganisationen werden zu lassen. Sigmund Freud (1908) schreibt dazu: „Das Überwuchern und Übermächtigwerden der Phantasien stellt die Bedingung für den Verfall in Neurose oder Psychose her; die Phantasien sind auch die nächsten seelischen Vorstufen der Leidenssymptome, über welche unsere Kranken klagen. Hier zweigt ein breiter Seitenweg zur Pathologie ab."

Eine Annäherung an diesen bewussten, aber abgeschirmten Teil der inneren Welt, gelingt meist nur auf Umwegen. Oft ist es notwendig, sehr genau hinzuhören, um überhaupt auf Abkömmlinge der Fantasiewelt aufmerksam zu werden. Hinweise im therapeutischen Diskurs auf Tagebucheintragungen, themenfokussierte virtuelle Kontakte, eigene literarische Versuche oder intensive Hinwendungen zu philosophischen Ideen können einen Einstieg bieten. Zunächst kann es nur darum gehen, freundliches Interesse zu signalisieren, um damit die Neugier des Patienten seinen eigenen Produktionen gegenüber anzuregen.

Die therapeutische Zielsetzung im Umgang mit Tagtraumwelten sollte insofern gar nicht in erster Linie darauf gerichtet sein, dass der Patient die entsprechenden Inhalte mitteilt. Ziel ist vielmehr, dass die innere Funktion der entstandenen Welten und der erfolgenden Rückzüge wahrnehmbar wird, damit dann in einem weiteren Schritt die entsprechende Fantasietätigkeit langsam ich-dyston werden kann. Erst wenn der kompensierende Charakter der eigenen Fantasietätigkeit wirklich anerkannt werden kann, entsteht die innere Möglichkeit, darauf zu verzichten und auf diese Weise systematisch einen Beitrag zur eigenen Entwicklung zu leisten.

3.2 Der Aspekt der Scham

Die Scham stellt eine Verbindung her zwischen der Angst vor der Entdeckung und Anerkennung der eigenen Unfertigkeit und der Angst vor der eigenen Potenz und deren Folgen und avanciert so zum Leitaffekt der Spätadoleszenz. Im Verlauf der gesamten Adoleszenz erweitern sich dabei die Schamthemen. Während in der frühen Adoleszenz der Körper als Schamquelle dominiert, treten schon in der mittleren Adoleszenz andere Schamthemen hinzu und Gefühlen einer allgemeinen Unfertigkeit und Unsicherheit muss begegnet werden. Anpassung an Normen und Ideale der Peergroup kann hilfreich bzw. schammindernd erlebt werden.

Im Falle der gelingenden Bewältigung der Schwellensituation ins junge Erwachsenenalter tritt die Schamproblematik sukzessive zurück. Wenn es aber zu anhaltenden Schwierigkeiten kommt verbinden sich das nur schwer zu leugnende Scheitern und ein hochgradig Scham induzierender Vergleich mit den Gleichaltrigen zu einem zentralen Schamthema.

In kaum einer anderen Lebensphase hat das Schamerleben einen so dominierenden Einfluss auf das Selbstbild, auf das Identitätserleben, auf (unbewusste) Fantasien, auf das Denken, Fühlen und besonders natürlich auf das manifeste Handeln. Ob die Scham nun ihre entwicklungsfördernde Wirkung entfalten kann oder ob die Angst vor Beschämung und Demütigung so groß ist, dass nur der Rückzug als Ausweg erscheint, wird wesentlich Einfluss nehmen ob die anstehenden Entwicklungsaufgaben bewältigt werden können.

Scham hat in der Regel stabile Abwehrbewegungen zur Folge. Diese Tendenz wird noch verstärkt, wenn der Therapeut aus der Elterngeneration (oder sogar Großelterngeneration) stammt und aus Sicht des jungen Patienten die entsprechenden Entwicklungsschritte bewältigt zu haben scheint, was zusätzlich (unbewussten) Neid wachruft. Hinter einer schwer verständlichen Konstellation im Behandlungsverlauf sollte immer eine unbewältigte Schamthematik in Erwägung gezogen werden: „Scham ist ein Gefühl, welches zumeist nur in der Verhüllung, der Maskierung erscheint, selten jedoch offen und unverkleidet“ (Hilgers 2006).

Hilgers verweist auch auf die möglichen Konsequenzen für den Therapieprozess, wenn Schamkonflikte von Patient und Therapeut gemeinsam geleugnet werden, beschreibt sowohl negative therapeutische Reaktionen wie auch Behandlungsabbrüche als mögliche Folgen.

Hilfreich für das Verständnis misslingender spätadoleszenter Ablösungen scheinen mir einige der Überlegungen von John Steiner, die aus der psychoanalytischen Arbeit mit schwer behandelbaren Patienten entstanden sind (1998). Das Erleben von und der Umgang mit Schamgefühlen bestimmt den Verlauf der Lebensphase der Spätadoleszenz ganz wesentlich. Wenn Steiner darauf hinweist, dass eine große Empfindlichkeit gegenüber Demütigungen mit einer vorhergehenden Position der narzisstischen Überlegenheit und mit einem Verbergen des wahren Selbst verbunden ist, scheint mir das spätadoleszente Dilemma sehr treffend umschrieben.

Der Umgang mit den Beschämungsbefürchtungen gewinnt daher im therapeutischen Prozess eine besondere Bedeutung. Insbesondere, die meist nur kleinschrittig zu erarbeitende Anerkennung, dass weniger die äußere Welt für die eigenen Schwierigkeiten verantwortlich ist, sondern die Ursachen für Scheitern, für anhaltende Ängste, Beziehungsschwierigkeiten, Depressivität, Überforderung, Ratlosigkeit und körperliche Symptome eher in sich selbst zu suchen sind, entscheidet über den therapeutischen Erfolg. Einer inneren Objektwelt näher zu treten, die die äußere Welt enttäuschend, verfolgend oder sogar feindselig erscheinen lässt, ist für Menschen im jungen Erwachsenenalter besonders schwer möglich.

Häufige therapeutische Erfahrung in der Behandlung junger Erwachsener sind eigenwillige Theorien, Hypothesen und Vermutungen – oft kreisend um das Erleben von Überforderung, Erschöpfung, unerklärliche Müdigkeit und Kraftlosigkeit –, die über die Anerkennung der eigenen Entwicklungshemmung und die damit unweigerlich auftretende Scham hinweghelfen sollen.

Dabei mutet das Bemühen um Begründung und Erklärung, der hohe Aufwand, der auf der Suche nach Legitimation getrieben wird, oft sehr berührend an, macht aber auch deutlich, wie unerträglich das Erleben der Scham fantasiert wird, das daher um jeden Preis vermieden werden muss.

Dieser Zuschreibungen treffende, gleichzeitig auch leugnende Umgang mit der eigenen „Mangelhaftigkeit“ steht im Dienst der konsequenten Schamabwehr. Er ermöglicht die (heimliche) Aufrechterhaltung idealisierender Perspektiven, unter Zuhilfenahme von schwer zu identifizierenden Grandiositätsvorstellungen sich selbst gegenüber: „Wenn ich eines Tages …“ Aber auch die weiterhin idealisierende Hinwendung zu den Eltern bzw. die Unmöglichkeit einer realitätsgerechten Bezugnahme auf die Eltern als die die sind und der Verzicht auf Elternbildern, die denen entsprechen, die man gerne gehabt hätte, schützt vor Beschämung, aber auch vor der Anerkennung von Neidgefühlen ihnen gegenüber.

Unerträgliche Beschämung tritt immer dann ein, wenn es nicht gelingt, zwischen Selbstbild und Ich-Ideal eine erträgliche Verbindung herzustellen, und wenn die festgestellte Diskrepanz nicht Entwicklungsanreiz ist, also zu Engagement und Anstrengung auffordert, um die Lücke zu verkleinern, sondern so demütigend erlebt wird, dass Verweigerung und Rückzug als einzig möglicher Ausweg erscheinen.

Beschämend ist es mit Sicherheit auch, wenn ein junger Mensch der Tatsache ins Auge blicken muss, die Anforderung der Ablösung nicht bewältigt zu haben oder damit rechnen muss, in seinen weiterhin bestehenden Omnipotenzfantasien entdeckt zu werden.

Ein wirksamer Versuch, mit schwer aushaltbarer Scham umzugehen, kann auch darin bestehen, Beschämungsgefühle im Gegenüber zu induzieren. Ein junger Patient mit einer ausgeprägten narzisstischen Problematik und heftigen, aber geleugneten konkurrierenden Impulsen mir als Bezugstherapeuten gegenüber, bei gleichzeitigen (beschämenden) Anlehnungs- und Nähewünschen, verfasste im Rahmen eines stationären Aufenthaltes folgendes Gedicht und hinterlegte es an verschiedenen Orten innerhalb der Klinik:

„Salge Unser.
Salge – der du bist im Klinikvorstand,
Geheiligt werde dein Name,
Deine Therapie komme,
Dein Wille geschehe.
Wie im Himmel, so auf Erden.
Unsere tägliche Hoffnung gib uns heute.
Und vergib uns unser Jammern,
wie auch wir vergeben unseren Bezugsschwestern.
Und suche uns nicht in der Unterführung,
sondern erlöse uns von den Symptomen.
Denn dein ist das Vorgespräch und der Vorstand und die.
PDZ in Ewigkeit.
Salge!“

Die therapeutische Arbeit mit schamaffizierten Patienten berührt aber auch unmittelbar die Frage nach der Schamtoleranz aufseiten des Therapeuten. Ein Entwicklungsziel – und damit auch Behandlungsziel – besteht darin, die Schamtoleranz so weit zu entwickeln, dass ihre entwicklungsfördernde und identitätsstabilisierende Funktion wirksam werden kann. Da junge Patienten sehr häufig unter erheblichen Schwierigkeiten in der Affektwahrnehmung und -Differenzierung leiden, besteht eine erste Aufgabe im therapeutischen Prozess häufig darin, Schamgefühle als solche zu identifizieren und insbesondere von ähnlichen Erlebensformen, beispielsweise Unterwerfungsängsten und Vereinnahmungsbefürchtungen, zu unterscheiden. Hilgers (2006) schreibt dazu: „Die Fähigkeit zwischen Selbsterleben und Selbstobjektivierung zu oszillieren und dabei begleitend maßvolle Gefühle von Scham und Stolz zu erleben, macht reife Identität und psychische Gesundheit aus." Schamaffekte haben dabei die Neigung, sich der Wahrnehmung der Umgebung und häufig auch des Betroffenen zu entziehen. Die Thematisierung der Schamproblematik nicht systematisch zu vermeiden, auf die Identifikation und Benennung eines Schamaffektes nicht zu verzichten, ist Aufgabe des Therapeuten. Insbesondere im gruppentherapeutischen Kontext verlangt dies mitunter viel Taktgefühl.

3.3 Die Angst vor der eigenen Destruktivität

In der therapeutischen Arbeit mit spätadoleszenten Patienten imponiert immer wieder das eindrückliche Phänomen, dass sie ihre Verselbstständigungimpulse und Entwicklungswünsche als Angriffe auf den Fortbestand der Familie, das Lebenskonzept und Lebensglück der Eltern fantasieren. Besonders wenn die Eltern nicht in der Lage sind den eigenen Verlustängsten, der eigenen Vergänglichkeit zu begegnen, besteht die große Gefahr, Schuldgefühle, Ängste und Hemmungen bei ihren Kindern, auf dem Weg ins Erwachsenenalter zu verstärken. Wenn Eltern die Auseinandersetzung mit dem eigenen Alterungsprozess vermeiden, fällt die Aufgabe der Rolle des versorgenden und gebrauchten Elternteils besonders schwer oder wird sogar unmöglich.

Auf einer unbewussten Ebene muss der junge Erwachsene seine feindseligen Impulse gegen die Eltern, deren Zusammengehörigkeit und Macht, leugnen. Wenn es ihm nicht gelingt, die Schuldgefühle auszuhalten, die auftreten, wenn er den Eltern „kündigen" möchte, muss er die Eltern in ihrer protektiven Funktion belassen und es resultiert ein Entwicklungsstillstand in beiden Generationen. Die der Trennungsnotwendigkeit innewohnende Aggressivität kann ebenfalls geleugnet werden: „In der unbewussten Phantasie ist das Erwachsenwerden naturgegeben etwas Aggressives“ (Winnicott 1974).

Ein Kennzeichen der Lebensphase der Spätadoleszenz scheint mir die besondere Nähe von Fantasie und Realität zu sein. Um sich in schrittweise in der Erwachsenenwelt einzurichten, besteht die Erfordernis, sich zu einer immer stabiler werdenden (inneren) Trennung von Fantasie und Realität durchzuarbeiten. In der Adoleszenz sind, wie schon von Freud bemerkt, zwei Generationen in besonderer Weise miteinander befasst. Während für die Entwicklung eines Kindes seine aggressiven und libidinösen Fantasien zwar von großer Bedeutung sind, es aber auf der Realebene seinen Eltern weit unterlegen ist, verfügt der junge Erwachsene nun über stetig zunehmende intellektuelle und auch körperliche Kräfte und Fähigkeiten.

Eine kurze Erinnerung an den Ödipusmythos.

Auf der Rückkehr vom Orakel von Delphi begegnete Ödipus Laios und seinem Gefolge in einem Hohlweg und sollte Platz machen. Bei dem folgenden Handgemenge musste sich Ödipus gegen seinen Vater und drei seiner Begleiter zur Wehr setzen, die er alle erschlug, bis auf einen der Begleiter, der fliehen konnte. Ödipus tötet also den Vater und dessen Begleiter, besiegt damit eine Übermacht. Er verfügt auch über besondere geistig-intellektuelle Fähigkeiten, denn es gelingt ihm als Erstem, das Rätsel der Sphinx zu lösen. Somit wird unmittelbar nachvollziehbar, dass der junge Mensch nun erneut, aber auch berechtigterweise Angst vor seinen aggressiven, destruktiven und libidinösen Impulsen haben muss, die nun plötzlich Realität werden können.

Um so wichtiger kann es sein, die eigene Destruktivität zu leugnen, nicht anerkennen oder erleben zu müssen. Sigmund Freud macht darauf aufmerksam, dass die für Melancholiker typischen Selbstvorwürfe eigentlich Vorwürfe gegen ein Liebesobjekt sind, die zum Zweck der Verschleierung „von diesem weg, auf das eigene Ich gewälzt sind“ (Freud 1916). Weiter schreibt Freud: „[…] pflegt es den Kranken noch zu gelingen, auf dem Umwege über die Selbstbestrafung Rache an den ursprünglichen Objekten zu nehmen […], um ihre Feindseligkeit nicht direkt zeigen zu müssen“ (Freud 1916). Aufgrund der massiven Ängste der jungen Patienten vor der eigenen Kraft, damit verbundenen Phantasien von Destruktivität und der damit in Zusammenhang stehenden Hemmung, ist der Manifestation von und dem Umgang mit negativer Übertragung in der Behandlung besondere Aufmerksamkeit zu widmen.

Eine ausgesprochen gelungene Illustration spätadoleszenter Fantasien und der katastrophal-destruktiven Folgen von Trennungs- und Ablösungsimpulsen vermittelt der Film von Wolfgang Becker „Good bye Lenin“. Der Film erreichte mehr als 6 Mio. Zuschauer, erhielt eine große Zahl von Auszeichnungen und wurde zu einem der erfolgreichsten deutschen Nachkriegsfilme.

Der Film spielt zur Zeit des Mauerfalls 1989 in der DDR und schildert auf sehr liebevoll-amüsante Art die Verwicklung eines jungen Mannes mit seiner Mutter. Alex, der Anfang 20-jährige Protagonist des Films, ist – seitdem der Vater vor Jahren Republikflucht beging – alleine mit Mutter und Schwester in Ost-Berlin aufgewachsen. Alex befindet sich in einer Krise, ist ohne Arbeit, erlebt sich ohne Ziele und Orientierung und hat auch keine Freundin. Vordergründig gibt es immer wieder Konflikte mit der Mutter, in der Latenz ist er hochgradig verwickelt. Seine Mutter identifiziert sich als Parteifunktionärin sehr mit der DDR. Alex hingegen beteiligt sich (heimlich) an den damaligen Montagsdemonstrationen, trifft hierbei auch eine junge Frau, die später seine Freundin wird. Als seine Mutter auf dem Weg zu einer Parteiveranstaltung Zeuge wird, wie ihr Sohn als Demonstrant verprügelt und verhaftet wird, erleidet sie einen Herzanfall und fällt ins Koma. Als seine Mutter aus der Bewusstlosigkeit erwacht, ist die DDR Geschichte und die Wiedervereinigung vollzogen. Alex, der die lebensbedrohliche Erkrankung der Mutter unbewusst als unmittelbare Folge seiner Verselbstständigung und der Einnahme einer eigenen Haltung interpretiert, versucht nun mit ungeheurem Aufwand und mithilfe eines Freundes, für seine Mutter die zur Vergangenheit gewordene DDR aufrechtzuerhalten, ihr die Wahrnehmung und Anerkennung der stattgefundenen Entwicklung zu ersparen. Von diesem verzweifelten Versuch der Wiedergutmachung bzw. Wiederherstellung der „alten Verhältnisse“ erzählt der Film auf sehr einfühlsame, berührende aber auch augenzwinkernde Weise.

3.4 Der Aspekt der Rache

Das Gefühl von Ungerechtigkeit oder auch die Ahnung vom bedeutsamen Anderen für dessen eigene innere Regulation verwendet worden zu sein, kann zum Ausgangspunkt von anhaltender Beschämung und Demütigung werden. Wenn der junge Erwachsene dieses Kränkungserleben nicht bewältigt, kann eine komplexe Melange aus Groll, Festhalten an der erlittenen Kränkung und resultierenden Vergeltungsfantasien und Wiedergutmachungsforderungen entstehen. Solch eine Konstellation kann eine erhebliche Stabilität gewinnen, da sie durch das entstehende Leiden einen Vorwurf lebendig halten kann, gleichzeitig Rachebedürfnisse von jungen Erwachsenen mühelos durch eine konsequente Nichtentwicklung realisiert werden können. Groll und Rache können auch dabei helfen Schamgefühle über die eigenen (Entwicklungs-) Schwierigkeiten abzuwehren.

Dabei trägt eine solche Verwicklung sicherlich nachhaltig zur Arretierung der eigenen Entwicklung bei, weil durch die permanente Verweigerung von Entwicklung die Kontrolle über die Objekte (d. h. die Eltern) nicht aufgegeben werden muss und die eigene Verantwortung nicht erlebt wird. Vergeltung gelingt nur, wenn das vermeintlich erlebte Unrecht zurückgezahlt wird. Insofern verschleiert das Festhalten an der Überzeugung, die Eltern müssten ihre Fehler, Versäumnisse und den zu verantwortenden Mangel einsehen, vielleicht bereuen und wieder gutmachen, die dahinterliegende Unmöglichkeit sich mit der Notwendigkeit der Trennung auseinander zu setzen. Die Aufrechterhaltung von Vergeltung und Rache dokumentiert ganz evident den Versuch Kontrolle und Einflussnahme gegenüber den Objekten nicht aufgeben zu müssen und gleichzeitig der Scham vor der eigenen Unvollkommenheit und Unfertigkeit, für die es keine andere Erklärung gibt, nicht begegnen zu müssen.

Erdheim (1993) hat den Aspekt der Nachträglichkeit für die Entwicklungsvorgänge der Adoleszenz sehr überzeugend weiterentwickelt:

> „Zwei zeitlich getrennte Ereignisse treten zueinander in eine Wechselwirkung. Die Bedeutung des ersten wird erst später, nachträglich, erkennbar und wirksam.“

Durch die Zweizeitigkeit der Reifung sowohl in sexuell-begehrender als auch in intellektueller Hinsicht gewinnt die Adoleszenz ihre für die Persönlichkeitsentwicklung so herausragende Bedeutung. Die jetzt entwickelten Kompetenzen eröffnen die Möglichkeit, den zurückliegenden Erfahrungen und ihren inneren Spuren eine Bedeutung zuzuschreiben. Erst in dieser Lebensphase entwickelt sich eine reflexive und introspektive Kompetenz, die eine Hinwendung zur eigenen Geschichte ermöglicht. Die Ahnung vom Anderen für die Bewältigung eigener Schwierigkeiten, verwendet vielleicht sogar missbraucht worden zu sein, erfüllt, um es nochmals zu unterstreichen mit tiefen Schamgefühlen. Da die Adoleszenz von heftigen Beschämungsgefühlen dominiert wird, bedroht eine zusätzliche Schamquelle das psychische Gleichgewicht besonders. Gleichzeitig können Vergeltungs- und Rachebedürfnisse wirkungsvoll in Szene gesetzt werden. Das eigene Scheitern verunsichert und beschämt die Eltern nachhaltig und sehr wirkungsvoll. Es gibt keine wirkungsvollere Realisierung von Vergeltungswünschen als die eigenen Ressourcen nicht zu nutzen, eigene Entwicklungsmöglichkeiten nicht zu realisieren oder auf andere Weise das eigene Leben, die eigene Gesundheit und die eigene Entwicklung zu attackieren.

Die Verbindung zu den Primärobjekten bleibt auf diese Weise aber ausgesprochen stabil, da die Entlastung von eigener Beschämung durch das rigide Festhalten an der konsequenten Beschuldigung erreicht wird, die Befriedigung der Rachegefühle durch die Beschämung der Eltern erfolgt und gleichzeitig die Realität nicht anerkannt werden muss. Eine Unterbrechung des häufig resultierenden circulus vitiosus kann stattfinden unter Anerkennung der Diskrepanz zwischen Ich-Ideal und Real-Selbst und auch der Aufgabe des kindlichen Phantasmas, ideale Eltern zu haben. Unbewusst verdeutlicht das Festhalten an den Racheimpulsen ein Festhalten an heimlichen Wiedergutmachungsansprüchen und der (unbewussten) Hoffnung, die Eltern doch noch dazu bringen zu können, so zu sein, wie sie erhofft und erwünscht wurden und werden. Es resultiert eine kaum auflösbare Verwicklung, die unter der Überschrift stehen könnte:

> „Wenn ihr euer Versprechen brecht und nicht die idealen Eltern sein wollt, dann fühle ich mich nicht verpflichtet und bin ich auch nicht der ideale Sohn, die ideale Tochter, auf den/die ihr stolz sein könnt."

In der Behandlung spätadoleszenter Patienten begegnet man demzufolge häufig einem (unbewussten) Wunsch nach Wiedergutmachung. Auch wenn dieses unbewusste Motiv während der Behandlung bewusstseinsfähiger wird, dominiert lange Zeit ein diffuses Erleben von Groll, Vorwurf, Ungerechtigkeit und Enttäuschung, dass aber nicht immer einen konkreten Bezug, einen unmittelbaren Adressaten finden darf. Letztlich muten fast alle Lebensbereiche von diesen zur Lebenshaltung geronnen Wünschen durchdrungen an. Da Wiedergutmachung gefordert wird, aber nicht möglich ist, da jeder Versuch der Verständigung als Schuldeingeständnis interpretiert wird und neue Anklagen und Vorwürfe rechtfertigt, stellt diese psychodynamische Konstellation eine wesentliche Zutat zur eingetretenen Entwicklungsstarre dar.

Aus dieser Konfliktkonstellation resultiert meines Erachtens eines der schwierigsten Behandlungsprobleme in der Begegnung mit spätadoleszenten Patienten. Das Zusammenspiel von regressiver Kapitulation vor den anstehenden Entwicklungsaufgaben und erheblichem Triumph infolge der Nichtentwicklung, mündet häufig in ein ausgesprochen ich-syntones Arrangement von Vermeidung und Verweigerung. Da diese Konfiguration häufig auch noch die unbewussten Racheimpulse befriedigt und gleichzeitig in maniformer Art und Weise die Abhängigkeit von der Realität zu leugnen verhilft, erweist es sich oft als ausgesprochen stabil (Salge 2017).

Der der mit dieser Konstellation verbundene Verzicht auf eigene Entwicklung kann von den Betroffenen jungen Menschen in bemerkenswerter Konsequenz genauso geleugnet werden, wie die damit insgeheim verbundene Delegation von Verantwortung.

Die häufig anzutreffenden, recht rigide anmutende Hinweise auf „Schwäche“, fehlende Kompetenzen, in jüngerer Vergangenheit auch vermehrt auf psychische Diagnosen und biografische Aspekte, sind als Ausdruck einer defensiv-regressiven Organisation, im Dienst der Vermeidung von Entwicklung zu verstehen. Das freundliche, aber sthenische Festhalten des Therapeuten an dieser Perspektive und das fokussierte Deuten der abgewehrten vitalen (aber destruktiv fantasierten) Impulse, erscheint mir dabei als ein wichtiger Schlüssel zum therapeutischen Fortschritt.

Es gelingt den Betroffenen oft bemerkenswert lange, das Scheitern und das abwartende Verharren mit einer Haltung eigener Unschuld und Reinheit zu verknüpfen, die es scheinbar ermöglicht, die Wahrnehmung und Anerkennung von Neid, Gier und Vergeltung zu verhindern. Die Anerkennung eigener Gefühle von Neid und Gier fällt deshalb so schwer, weil sie unmittelbar auf die eigene Aggressivität verweisen. Ihre Anerkennung würde dazu zwingen, Projektionen zurückzunehmen. Dies ist aber kaum möglich, da die eigene Vitalität als destruktiv gefürchtet wird. Da parallel auch keine innere Gewissheit hinsichtlich der Kraft, der Potenz und der eigenen Liebesfähigkeit besteht, muss vehement an einer Position der Unschuld festgehalten werden.

3.5 Die Idealisierung der Unschuld

Die im Prozess des Erwachsenwerdens in jedem Spätadoleszenten wirksam werdenden inneren Vorgänge werden durch die Erweiterung der ödipalen Theorie, die von Judith Le Soldat ab Mitte der 1980er-Jahre vorgelegt wurde, besser zugänglich. Eine Stärke der in dieser Theorie diskutierten Perspektive ist die Betrachtung, dass sich beide Geschlechter gleichermaßen, im Zuge der ödipalen Entwicklung mit der Tatsache der (fantasierten) Kastrationstat konfrontiert sehen. Nicht in erster Linie die Angst vor der Kastration, sondern vielmehr die eigene (fantasierte) Kastrationstat und deren Folgen werden zum Ausgangspunkt der weiteren Entwicklung. Der innere psychische Raum ist ab jetzt durch den aggressiven Triebdurchbruch und dessen Folgen beherrscht. Die (in der Innenwelt) kastrierten Eltern existieren nicht mehr in ihrer idealisierten Form, sondern sind aus eigener Schuld beschädigt; gleichzeitig werden innere Maßnahmen zur Bewältigung der Schuldgefühle benötigt. Insbesondere Bemühungen, die eigenen Taten durch Verbergung und Verschleierung zu vertuschen, sollen die Angst vor den Verfolgern besänftigen. Die innere Welt wird dominiert durch unbewusste Fantasien von Raub, Bemächtigung, Mord und Verrat, resultierende Schuldgefühle, aber besonders durch die Angst vor Rache. Die Bewältigung dieser aufwühlenden inneren Konstellation entscheidet in der weiteren Entwicklung maßgeblich über die Integrationsmöglichkeiten von Vitalität und Aggressivität (Fäh und Gsell 2021).

Da die Spätadoleszenz das Moment in jeder Biografie darstellt, in dem Trennungsimpulse und Verselbstständigungswünsche realisiert werden müssen, wird die bisherige Persönlichkeitsentwicklung zwangsläufig bilanziert. Das Bestehen in der Welt setzt die Bereitschaft und die Fähigkeit zur lustvollen Aneignung und Bemächtigung voraus, Rivalität, Wünsche nach Entwicklung und Erfolg müssen wahrgenommen, anerkannt und gelebt werden. Das bedeutet: der junge Erwachsene muss die eigenen Eltern ihrer bisherigen Rolle berauben, das Ungeheuerliche tun, die Familie durch seine Verselbstständigung, seine unaufschiebbaren Explorationswünsche und seinen Erfolgshunger in ihrer bisherigen Form und Funktionsweise zu zerstören (Salge 2019). Viele junge Erwachsene erleben sich durch den Hinweis auf ihre Ängste, den Eltern „kündigen“ zu müssen, oft verstanden und auch entlastet.

Der an dieser Stelle der persönlichen Entwicklung drohende Zusammenbruch resultiert insofern aus dem Konflikt zwischen drängenden inneren Impulsen und deren Abwehr, bei gleichzeitig noch instabilen Ich-Funktionen. Besonders wenn die drohende Schuldangst nicht bewältigt werden kann, wird es existenziell notwendig, die eigene Kompetenz Wucht und Aggressivität (und deren destruktiv phantasierte Folgen) zu leugnen.

Genau an dieser Stelle bietet die (ich-syntone) Einrichtung in einer Position der Unschuld einen Ausweg aus dem drohenden inneren Dilemma. Die Idealisierung einer Position der Unschuld entsteht aus der mitunter fast militant anmutenden Arretierung der eigenen Entwicklung, legitimiert durch das Selbstbild, noch nicht komplett zu sein, keine hinreichende innere und äussere Ausstattung für die Bewältigung des eigenen Lebens erhalten zu haben. Diese Position ermöglicht außerdem, die außerordentlichen Schuldgefühle nicht erleben zu müssen, wenn die Eltern entmachtet werden, wenn das stattfindet, was Winnicott als „Zerstörung des Objektes“ (Winnicott 1974) bezeichnet hat.

Wodurch wird die Einrichtung in der Position der Unschuld erkennbar? Folgende Aspekte sind ggf. anzutreffen, wenn ein junger Mensch sich in dieser Position eingerichtet hat (Salge 2019):

- Das Selbstbild ist durch eine vollständig fehlende Aggressivität geprägt, vielmehr dominiert durch ein Festhalten an einer Position des „Kindes“, die Betonung der eigenen Harmlosigkeit.
- Es dominieren passive Liebes- und Zuwendungsbedürfnisse.

- Erfahrungen außerhalb der vertrauten Welt können nicht gewagt werden.
- Es existiert eine sehr rigide Vorstellung von der unvertrauten Welt.
- Es besteht ein ich-syntones Verharren in einer Wunsch- und Versorgungswelt.
- Das Denken erscheint sehr konkretistisch.
- In der Behandlung fragen die Patienten sehr schnell nach Lösungen (was soll ich machen?), d. h., eigene Denkmöglichkeiten werden geleugnet.
- Eine libidinöse Bezugnahme auf Lebensziele, andere Menschen, einen Lebensentwurf fehlt oder ist nur in rudimentärer Form anzutreffen.
- Es ist ein veränderter Umgang mit der Sexualität zu beobachten.
- Es dominiert eine Selbstwahrnehmung als „noch nicht erwachsen".
- Es existiert keine (stabile) Fantasie von der Gestaltung des (eigenen) Lebens.
- Es dominiert die Suche nach Übereinstimmungen. Die Wahrnehmung von Unterschieden bewirkt keine neugierige Explorationsbewegung, sondern Beunruhigung.
- Tagtraumwelten und die exzessive Nutzung virtueller Welten stabilisieren ggf. das innere Gleichgewicht.

Eine Idealisierung der Unschuld wird auch dadurch notwendig, dass von den jungen Erwachsenen keine Elterngeneration wahrgenommen oder fantasiert wird, die den eigenen Angriffen standzuhalten vermag, sondern eine, die vor den eigenen Angriffen in Sicherheit gebracht werden muss.

Wenn Erwachsenwerden bedeutet, einen eigenen Lebensentwurf zu entwickeln und auch zu verfolgen, sich zu trennen, Neues zu erproben und schließlich auch Verbindlichkeiten außerhalb der Herkunftsfamilie einzugehen die Eltern als die zu sehen, die sind und nicht an einem Bild idealisierter Eltern festzuhalten, bedeutet Erwachsenwerden immer auch, schuldig zu werden. Welche Möglichkeit hat nun ein junger Mensch, haben die aktuellen jungen Erwachsenen für diese Entwicklung? Auf welche inneren Strukturen treffen sie bei sich und bei den Eltern, aber auch ihren Lehrern, Ausbildern und Therapeuten?

Löchel und Menzner haben 2011 eine substantielle Unterscheidung von Wunsch und Trieb vorgelegt. Der zentrale Unterschied bestehe darin, dass der Trieb eine Hinwendung zu den Objekten der Außenwelt mit sich bringt, „Der Trieb schafft sich Objekte, und darin liegt eine Öffnung gegenüber der Realität, die der Wunsch nicht zustande bringt" (Löchel und Menzner 2011). Der Trieb fördert daher die Entwicklung von stabilen Objektrepräsentanzen und Ich – Funktionen. Der Wunsch erfüllt sich an einem anderen Ort, ist sich scheinbar selbst genug. Die Wunscherfüllung ist insofern weitgehend von den Bedingungen der Realisierbarkeit und Lebbarkeit unabhängig und ermöglicht via Tagträume und oder exzessiver Virtualität im besonderen Maße der Realität mit ihren Versuchungen und Versagungen regressiv auszuweichen.

Vor dem Hintergrund dieser Überlegungen möchte ich die enge Verbindung von Triebwelt und Identitätsentwicklung fokussieren. Die mit der (Spät-)Adoleszenz unabdingbar verknüpften Fragen nach dem „Wer bin ich?" bzw. „Wer möchte ich einmal sein?" lassen sich nur durch ein vitales Oszillieren zwischen introspektiver Bezugnahme auf sich selbst, Fantasieren als Antizipationsversuch, Probehandeln, lustvolles Explorieren und Offenheit für die (durchaus schaminduzierende) Perspektive des Anderen auf sich selbst kleinschrittig beantworten. Da es, wie beschrieben, der Trieb ist, der auf die Realität ausrichtet, ist der triebhafte Zugang zur Welt unabdingbare Voraussetzung für eine sich langsam stabilisierende Identität. Die Bewältigung der (spät-)adoleszenten Entwicklungsziele ist ohne eine ständige Auseinandersetzung mit der Realität nicht denkbar. Aus dieser Perspektive stehen sich Wunsch und Trieb als zwei grundsätzlich unterschiedliche Möglichkeiten der Befriedigung gegenüber. In der Wunschwelt ohne Ausrichtung auf die Objekte ist Befriedigung auf dem Wege der halluzinatorischen Wunscherfüllung zwar möglich, erfordert aber gleichzeitig anhaltende Leugnung und Vermeidung.

Ein spätadoleszenter Pat., der sich in der Position der idealisierten Unschuld eingerichtet hat, stabilisiert durch die exzessive Bewegung in den Rückzugsräumen von Tagtraumwelten und Virtualität, um den allgegenwärtigen Kränkungen und Beschämungsbedrohungen der Realität zu entgehen, wird es vermutlich schwer haben, sich im Rahmen therapeutischer Angebote zu entwickeln. Das was aus der Außenperspektive hochgradig autodestruktiv imponiert, stellt für den jungen Menschen subjektiv die Lösung dar, weil er sich in dieser Abwehrkonfiguration vor massiven Ängsten, Beschämungsgefühlen etc. sicher fühlen kann.

Das bedeutet, dass der Therapeut die „Aggressivität" aufbringen muss, die Position der Unschuld, die von der Folge des Zusammenbruchs der adoleszenten Entwicklung bedroht ist, unerschrocken zu identifizieren, dem Patienten die Vertreibung aus dem „Paradies der Unverbindlichkeit" zuzumuten. Er darf für dieses Vorgehen aber zunächst nicht auf die Zustimmung des Betroffenen hoffen, da der junge Patient seinen Stillstand mit viel Rationalisierung und Legitimation verteidigen wird. Nur in seinem Rückzugsarrangement erlebt er sich vor der bedrohlich wahrgenommenen Welt, seinen Beschämungsängsten und drohender Entlarvung sicher. Solange es nicht gelingt dieses, oft starre Konzept zu labilisieren, wird der junge Mensch eine libidinöse Bezugnahme auf die Welt, die Arbeit, den Objekten und damit auch zu seiner Behandlung (!) nicht wagen können.

3.6 Der Körper in der adoleszent-spätadoleszenten Entwicklung

Eine Betrachtung spätadoleszenter Entwicklungen kann selbstverständlich nicht auf die Berücksichtigung von den verschiedenen Aspekten von Körperlichkeit verzichten. Der eigene Körper macht ab der Pubertät durch die stattfindenden Veränderungen vehement auf sich aufmerksam und induziert eine erhebliche innere Labilisierung. Dabei wird der Körper als Teil des Selbst wahrgenommen, aber auch als Objekt erlebt, das nach Befriedigung drängende Erlebnisse und Spannungszustände vermittelt. Beide Aspekte gewinnen durch die Pubertät an Brisanz.

Die Notwendigkeit einer Neuentdeckung des reifenden Körpers ruft frühe Körpererfahrungen wach, die in enger innerer Beziehung zur Selbstentwicklung stehen und gleichzeitig mit den frühen Objekterfahrungen verwoben sind. Anders können die z. T. sehr vehementen körperlichen Symptome und Phänomene wie selbstverletzendes Verhalten, verschiedene Formen von Essstörungen, körperdysmorphe Störungen, exzessiver Sport, Bodymodification in seinen vielfältigen Erscheinungsformen und vermutlich auch die häufiger benannte Geschlechtsdysphorie kaum verstanden werden.

Gerahmt, evtl. auch forciert werden diese Phänomene allerdings durch eine mediale, intrusive Präsentation des Körpers in den letzten Jahren (Jahrzehnten). Gleichzeitig vermittelt sich der Eindruck, dass der eigene Körper als der letzte, Verlässlichkeit versprechende und Kontrolle ermöglichende Aspekt in einer Welt fantasiert wird, die kaum noch beruhigende, authentische, lustspendende Momente bereitzuhalten scheint.

Dabei scheinen die Intensität und die Vehemenz der „Attacken" auf den eigenen Körper bei jungen Menschen mit auffälligen oder scheiternden Entwicklungen stetig zuzunehmen. Während in den 70-iger, 80-iger und 90-iger Jahren eine Zunahme von zunächst anorektischen, später auch bulimischen Essstörungen zu verzeichnen war, traten um die Jahrtausendwende verstärkt selbstverletzende Verhaltensweisen auf. Etwas zeitversetzt nahmen wohl auch die körperdysmorphen Störungen zu. Hier ist es allerdings schwer belastbare Daten zu erhalten, da vermutlich ein größerer Teil der Betroffenen im Bereich der ästhetischen Chirurgie „behandelt" werden. Invasive Maßnahmen am (gesunden) Körper erfolgen jetzt auch im Zuge geschlechtsangleichender Maßnahmen bei Menschen mit einer Transsexualität. Bei operativen Eingriffen im Kontext körperdysmorpher Störungen und von Transsexualität ist der Vollzug des Angriffs auf den Körper allerdings delegiert.

Bei weniger einschneidenden Maßnahmen soll der Körper durch Bodybuilding, exzessiven Sport, Diäten, Fastenkuren oder rigide Ernährungsformen beeinflusst werden. Tätowierungen, Piercings, gefärbte Haare, Frisuren und Kleidung machen den Körper zum Ausdrucksinstrument. Diese verschiedenen Interventionen ermöglichen die kontinuierliche Einflussnahme auf das eigene Erscheinungsbild, verbunden mit einer Fantasie von Kontrolle. Als Vehikel des Versuchs, die eigene Identitätsfindung zu forcieren, wird der Körper zum Experimentierfeld, auf dem gegebenfalls auch die körperliche Unversehrtheit zur Disposition gestellt wird. Da die körperliche Unversehrtheit eines der letzten Tabus in den Gesellschaften der westlichen Welt darstellt, eignet sich die Attacke auf den eigenen Körper auch hervorragend für adoleszente Provokationen.

Die Begegnung mit dem eigenen sexuellen Körper konfrontiert unnachgiebig mit der eigenen Geschlechtsidentität. Deren Integration in das Bild von sich selbst, stellt eine der zentralen Entwicklungsaufgaben am Ende der Adoleszenz dar und ermöglicht im Falle des Gelingens intime Erfahrungen. Die Schwierigkeiten bei der Bewältigung dieser Aufgabe aber auch die Störfälligkeit dieses Prozesses, sollten in den Behandlungen junger Erwachsener unbedingt berücksichtigt werden. In keiner anderen Lebensphase sind auf den Körper bezogene Symptombildungen so regelmäßig zu beobachten ist wie in der Spätadoleszenz. Dabei geht es um den konkreten Körper aber mehr noch um die bewussten und unbewussten Zuschreibungen: der Körper als Objekt, dessen innere Repräsentanz, der Körper als Ursprung eines unbekannten Begehrens und der Körper als Ziel der Begierde des Anderen. Insofern ist der Körper als Ort der Inszenierung des unbewussten Konflikts so geeignet, findet so häufig Verwendung in agierenden Bewältigungsversuchen.

Festzuhalten ist an dieser Stelle, dass die mit dem Körper verbundenen Störungen, eher zu den schwerer zu behandelnden Problematiken gezählt werden müssen. Auch eine lange Diskussion und die Erprobung ganz unterschiedlicher Behandlungskonzepte, beispielsweise im Umgang mit Essstörungen von einer gewährenden, um Verstehen bemühten Grundhaltung bis hin zu rigide-kontrollierenden Ansätzen reichend, hat an dieser Einschätzung erstaunlich wenig verändern können.

Freud hat schon 1923 auf die überaus komplexen Verhältnisse von Körper und Seele hingewiesen hat: „Der eigene Körper und vor allem die Oberfläche desselben ist ein Ort, von dem gleichzeitig äußere und innere Wahrnehmungen ausgehen können. Er wird wie ein anderes Objekt gesehen, ergibt aber dem Getast zweierlei Empfindungen, von denen die eine einer inneren Wahrnehmung gleichkommen kann. […] Das Ich ist vor allem ein körperliches, es ist nicht nur ein Oberflächenwesen, sondern selbst die Projektion einer Oberfläche“ (Freud 1923).

Den eigenen Körper im Kontext autodestruktiver Symptombildungen kompromisslos zu attackieren, mobilisiert im Umfeld der Betroffenen in der Regel eine ausgeprägte Resonanz.

Exkurs: Körperdysmorphe Störung

Wenig Beachtung im Bereich von Psychosomatik und Psychotherapie finden die körperdysmorphen Störungen. Der klinischen Erfahrung nach, fragen nur wenige junge Menschen aufgrund einer solchen Problematik psychotherapeutische Angebote an, so dass sie im psychotherapeutischen Kontext meist nur als Teil einer komplexen Störung in Erscheinung treten. Körperdysmorphe Ängste, eng mit Schamgefühlen verknüpft, sind ein normaler Bestandteil jeder pubertären Entwicklung. Im weiteren Verlauf der Entwicklung gelingt in der Regel aber eine schrittweise Integration der veränderten Körperlichkeit in das Selbstkonzept. Insofern nimmt eine körperdysmorphe Problematik ihren Ausgang meist in der mittleren Adoleszenz oder spätestens in der Spätadoleszenz und hat, zumindest als Bestandteil einer Adoleszentenkrise, meist auch eine recht gute Prognose. Gelingt die Bewältigung der Aufgabe, den eigenen, veränderten und geschlechtlichen Körper in ein kohärentes Selbstkonzept zu integrieren nicht, kann sich aber auch ein persistierendes Symptombild entwickeln (Salge 2011).

Sicherlich ist es ein ernst zu nehmender Hinweis auf eine pathologische Entwicklung, wenn körperdysmorphe Befürchtungen zum Ende der Adoleszenz persistieren oder sogar den drängenden Wunsch nach operativen Eingriffen nach sich ziehen. Die dysmorphophoben Befürchtungen werden am häufigsten im Bereich des Gesichts und an den sekundären Geschlechtsmerkmalen lokalisiert (Salge 2011).

Der Versuch des in seiner Identität gestörten Patienten, seine „Minderwertigkeit“ auf vermeintlich defizitäre Aspekte seines Äußeren zu projizieren, führt zwangsläufig zu einer Forderung nach somatischer Therapie. Infolgedessen wenden sich die Betroffene mit ihren Behandlungswünschen an Dermatologen, HNO-Ärzte, Gynäkologen, Zahnärzte, besonders plastische Chirurgen. Realisiert werden können die operativen Eingriffe ab der Spätadoleszenz sehr viel leichter, da die Volljährigkeit die eigenständige Einwilligung zu operativen Maßnahmen ermöglicht. Geht der Arzt auf das Krankheitskonzept des Patienten ein und nimmt einen operativen Eingriff vor, wird er damit die bestehende Fehlentwicklung eher forcieren. Die Konfrontation mit der Diskrepanz zwischen „objektivem“ Befund

und der Wahrnehmung des Betroffenen ist therapeutisch wenig effektiv und führt in der Regel zum Therapieabbruch oder zum Arztwechsel.

Es gibt eine Vielzahl von Hinweisen auf eine körperdysmorphe Störung, die von den Betroffenen meist nicht problematisiert werden. Phänomene im Kontext einer körperdysmorphen Störung können folgende sein (Salge 2011):

- häufiges Überprüfen des äußeren Erscheinungsbildes im Spiegel
- Vermeiden von Spiegeln, weil der Anblick des eigenen Körpers unerträglich erscheint
- anhaltende Versuche, andere Menschen zu überzeugen, dass etwas am äußeren Erscheinungsbild nicht in Ordnung ist
- hoher Zeitaufwand für die Überprüfung bzw. Korrektur des eigenen Erscheinungsbildes
- Klagen von Familienmitgliedern über eine ständige Nutzung des Bades
- unangemessenes Bedecken oder Verstecken von Körperteilen mit Hut, Kleidung, Make-up, Sonnenbrillen oder den eigenen Haaren
- Schwierigkeiten, mit anderen Menschen Zeit zu verbringen, wenn keine entsprechenden Vorkehrungen getroffen werden konnten
- hartnäckige Überzeugung, von anderen Menschen angeschaut und/oder negativ beurteilt zu werden
- hoher Zeitaufwand zur Beschaffung von Informationen zur Korrektur oder Verschönerung des eigenen Körpers
- hartnäckiger Wunsch nach plastisch-ästhetischer Behandlung, um das körperliche Erscheinungsbild zu korrigieren, obwohl andere Menschen dies für unnötig erachten
- Unzufriedenheit mit einem durchgeführten plastisch-ästhetischen Eingriff
- häufige Verspätungen aufgrund des hohen Zeitaufwands für die Korrektur des körperlichen Erscheinungsbildes
- Schwierigkeiten, Komplimente in Bezug auf das eigene Erscheinungsbild anzunehmen
- Schwierigkeiten, den Körper entblößt zu zeigen (Strand, Sauna, Schwimmbad)
- Schwierigkeiten in oder Vermeiden von sexuellen Beziehungen

Therapeutische Haltung und Behandlungstechnik

4

Wie wird es nun möglich durch eine psychotherapeutische Behandlung arretierte Entwicklungen zu labilisieren, dem Patienten behilflich zu sein aus seiner Rückzugsorganisation herauszufinden?

Wenn durch den Behandlungsbeginn eine erste Anerkennung möglich wurde, dass eine Psychotherapie notwendig ist, was indirekt auch ein Scheitern an den anstehenden Entwicklungsaufgaben einräumt, wird es dem jungen Patienten möglich sein, innerhalb der therapeutischen Beziehung Erfahrungen zu machen. „Arretierte" Entwicklungen im jungen Erwachsenenalter sind oft daran erkennbar, dass sich der Patient scheut überhaupt (neue) Erfahrungen zu machen, um so auf die eigene Potenz und deren Konsequenzen aufmerksam zu werden und sich nicht mehr habituell hinter Wiedergutmachungsansprüchen oder Errettungsphantasien in Sicherheit zu bringen.

Die Psychotherapie ist daher in ständiger Gefahr vom Patienten im Sinne der bisherigen Abwehrkonfigurationen und Bewältigungsstrategien verwendet zu werden. Insbesondere rationalisierende Erklärungsmodelle, im Dienste der Legitimation der persönlichen Schwierigkeiten, werden zur Schamvermeidung verwendet. Diese Erklärungsmodelle müssen systematisch, aber ohne einen Machtkampf entstehen zu lassen, als „Stabilisator" des inneren Gleichgewichts und damit auch der eigenen Entwicklungshemmung herausgearbeitet werden. Therapeutisch ist es dafür immer notwendig die „narzisstische Abwehr" zu entlarven (Blos 1973). Das gelingt nur, wenn diese sehr konkret benannt wird und sich entsprechende Interventionen nicht im Allgemeinen verlieren. Daher ist es unvermeidlich dem jungen Erwachsenen im therapeutischen Prozess Erfahrungen von Spannung, Irritation und auch Beschämung zuzumuten. Eine entsprechende Haltung aufzubringen, gelingt nur, wenn der Therapeut auf eine entsprechende innere Überzeugung rekurrieren kann und nicht nur kognitiv ein Konzept vertritt.

H. Salge, *Spätadolezenz - Aufbruch oder Zusammenbruch?*, essentials,
https://doi.org/10.1007/978-3-662-72767-6_4

Folgende Phänomene können in der Behandlung Spätadoleszenter gehäuft beobachtet werden können und verdienen, unabhängig vom gewählten Behandlungssetting, Beachtung.

Festhalten am Selbstentwurf

Im Zusammentreffen der sich sukzessive demaskierenden Entwicklungshemmung und den reiferen Möglichkeiten des Denkens und Reflektierens sind junge Erwachsene sehr viel mehr als Jugendliche von einer Labilisierung ihres inneren Gleichgewichts bedroht. Der Therapeut sieht sich häufig mit einem starren, legitimationsvermittelnden Selbstentwurf konfrontiert, an dem der Patient verbissen und zunächst recht unbeirrbar festhält (Salge 2017). Insofern stellen gerade tiefenpsychologisch fundierte oder analytisch orientierte Psychotherapien für jüngere Patienten eine echte Herausforderung dar. Die eigenen Konzepte zur Erklärung des eigenen Gewordensein, dienen in erster Linie der Beruhigung und auch der Schamabwehr, stehen in der Behandlung aber unweigerlich zur Disposition. Da die psychotherapeutische Behandlung auf ein insgesamt unsicheres Identitätserleben trifft, wird der Zumutungscharakter von Psychotherapie in dieser Lebensphase unmittelbar evident.

Die Zumutung des Unbewussten

Die Vorstellung eines im eigenen Inneren zu lokalisierenden Unbewussten mit weitreichenden Konsequenzen, für das eigene Wollen, Wünschen Denken, Handeln und besonders häufig des Nicht-Handelns, löst während der Behandlung naheliegender Weise große Beunruhigung aus. Die resultierenden Wahrnehmungsängste, Leugnungsnotwendigkeiten und (schambedingten) Widerstände beziehen sich, besonders zum Beginn der Behandlung auf die aggressiven Impulse, mehr noch auf die Aspekte von Begehren und wollende Wünsche und Bedürfnisse.

Der Kampf um die Kontrolle

Als Konsequenz der beiden ersten Aspekte lässt sich im Therapieverlauf häufig ein fast verzweifelt anmutendes Bemühen beobachten, die eigenen Lebensschwierigkeiten auf der Handlungsebene zu lösen, sich selbst somit aus dem therapeutischen Prozess „herauszuhalten". Die Anerkennung, dass die psychotherapeutische Behandlung eine Bezugnahme auf die eigene Innenwelt, den Blick auf den eigenen Beitrag zu den persönlichen Lebensschwierigkeiten erfordert, mobilisiert zunächst Irritation und Scham, aber auch Angst, Enttäuschung und Wut, die vom Therapeuten identifiziert aber auch toleriert werden müssen.

Die Anerkennung des Auf-sich-gestellt-sein

Der massive Widerstand gegen die lebensgeschichtliche Tatsache in zunehmendem Maße auf sich selbst gestellt zu sein, wird verständlich, da er einen Verzicht auf Versorgung und Befriedigung durch allmächtige Objekte, d. h. die Eltern der Kindheit mit sich bringt. Das Ausmaß des Aufwands, den junge Patienten gegen diese Anerkennung aufbringen, ist oft außerordentlich beeindruckend.

Die Omnipotenz

Grandiositäts – und Allmachtsphantasie als wichtiger Stabilisator des psychischen Gleichgewichts können meist erst in fortgeschrittenen Behandlungsabschnitten hinterfragt und aufgegeben werden.

Die Therapie als Moratorium

Die (unbewusste) Angst vor den mit der psychotherapeutischen Behandlung verbundenen Gefühlen, kann dazu führen, dass der therapeutische Raum zwar betreten, aber nicht wirklich genutzt wird und damit auch die therapeutischen Begegnungen unbemerkt zu einem (unproduktiven) Moratorium gemacht werden. Die Schwierigkeit der Differenzierung zwischen notwendiger Regression und Vermeidung möglicher Progression ist daher ständiger Begleiter im Behandlungsverlauf.

Interventionen

Interventionen beziehen sich, mit dem Ziel der Verflüssigung „eingefrorener" Entwicklungen, in erster Linie auf die Identitätsunsicherheiten (und zielen implizit auf deren Überwindung durch Entwicklung), auf die Ablösungs- und Verselbstständigungsschwierigkeiten, Macht-/Ohnmachtsverwicklungen, strenge und quälende Über-Ich-Konfigurationen oder unerreichbare Ich-Ideal-Forderungen. Spätadoleszente Patienten sind in der schwierigen Situation, dass sie eine Labilisierung durch die Behandlung riskieren müssen, gleichzeitig ihr inneres Gleichgewicht und äußeres Funktionieren unter dem Erleben innerer Turbulenzen und Identitätsunsicherheiten durch die Behandlung zurückgewinnen müssen.

Agieren

Kinder spielen, Jugendliche agieren und Erwachsene sprechen. Aufgrund dieser Linie verdient das Agieren, ein Festhalten am Handlungsdialog in der psychotherapeutischen Behandlung junger Erwachsener eine besondere Aufmerksamkeit. Es erscheint sinnvoll, zwischen dem Inhalt der gehandelten Botschaft und der Funktion des Agierens zu unterscheiden. Das oft ausgeprägte Oszillieren zwischen gesprochenen und gehandelten Botschaften junger Erwachsener macht die therapeutische Kommunikation phasenwiese sehr unübersichtlich.

Allerdings hat schon Michael Balint auf die kommunikative Seite des Agierens aufmerksam gemacht: „[…] wenn der Therapeut aus irgendwelchen Gründen die richtige Antwort auf die Mitteilungen des Patienten nicht kann, ist der Patient in der Regel gezwungen, neue, eindrucksvollere ‚Angebote' zu machen, in Form des Agierens […]". (Balint 1970). Die Identifikation mit dieser Perspektive ermöglicht eine positivere Einschätzung der entstehenden Verwicklungen und erschwert den mit der Feststellung des Agierens meist verbundenen Vorwurf durch den Therapeuten. Anders ausgedrückt: Wenn keine Sympathie für agierende Kommunikation beim Therapeuten besteht, ist die Gefahr des Gegenagierens groß. In der Behandlung kann es sehr schwerfallen, zwischen progressiven und regressiven Aspekten des Agierens zu unterscheiden. Klärend ist hier nur der Blick auf das eigene Erleben und inwieweit es im therapeutischen Prozess gelingt, dem Patienten bei der Versprachlichung der gehandelten Botschaft behilflich zu sein.

Die mit dem Agieren verbundene, fehlende Wahrnehmung des Objekts trägt zu den heftigen Gegenübertragungsreaktionen bei, denen wir uns als Therapeuten in diesen Behandlungen ausgesetzt sehen. Die ich-syntone Verwendung der äußeren Welt zur Selbstregulierung und die damit verbundene fehlende Bereitschaft zur Kompromissbildung und der Mangel Empathie führen zu den Reaktionen von Vorwurf, Wut und Unterwerfungsbemühungen mit dem Tenor: „Jetzt erkenne doch endlich die Realität an" und appellieren an die Vernunft. Vermutlich gibt es aber keine Alternative als den agierten Botschaften in einem metabolisierenden Modus zu begegnen, sonst droht die Gefahr sich mit dem Patienten in einen destruktiven Zirkel zu verstricken. Dieser Gefahr ist nur zu entkommen, wenn der Therapeut die innere Bereitschaft aufrechterhalten kann, den jungen Patienten auch allein zu lassen, sich nicht mit den omnipotenten Anteilen des Patienten zu identifizieren, um sich dann für dessen Schicksal allein verantwortlich zu erleben. Dies hat zur Folge, dass der Therapeut sich so weit entmachten lassen kann, dass eine Behandlung (zunächst) scheitern darf.

Erst wenn die Entwicklungsaufgaben der Spätadoleszenz bewältigt werden, die Identitätsstabilisierung gelingt, kann die zunehmende Antizipationsfähigkeit das Agieren entbehrlich werden lassen.

Psychotherapeutische Arbeit

Es ist mein Anliegen hervorzuheben, dass die psychotherapeutische Arbeit mit jungen Erwachsenen den Behandler mit einigen Besonderheiten konfrontiert, da sie immer einen Bezug zum Gelingen und Scheitern der eigenen spätadoleszenten

Entwicklung erzwingt. Die Intensität von Fühlen und Denken, die Angst vor und die Sehnsucht nach Entwicklung der jungen Patienten vermittelt Faszination und Anteilnahme. Gleichzeitig ist Neid ein allgegenwärtiger Begleiter für den (älteren) Therapeuten, dessen Leugnung fatale Folgen haben wird.

Eine der Hauptgefahren (gestörter oder anfälliger) spätadoleszenter Entwicklungen besteht in der Fixierung an der Hoffnung, die notwendige innere Arbeit, die mit dem Entwicklungsprozess verbunden ist, umgehen zu können. Das Erleben des labilen Gleichgewichts des behandlungsbedürftigen Spätadoleszenten kann den Therapeuten in eine defensive Position manövrieren, die darauf verzichtet vom jungen Patienten Arbeit einzufordern.

Viele spätadoleszente Patienten verwenden ihre seelischen Möglichkeiten eben nicht darauf, durch Explorations-, Integrations-, Eliminations- und Entscheidungsprozesse zu einer stabileren psychischen Integrität zu finden, sondern dazu, Verbindlichkeit und Festlegungen zu vermeiden, was eine Erstarrung der inneren und äußeren Entwicklung zur Folge haben muss. Besonders wenn vor diesem Hintergrund Begabungen nicht zur Entfaltung kommen, kann es sehr quälend werden, Zeuge einer solchen „eingefrorenen“ Entwicklung zu werden.

Insofern erachte ich eine (ständige) intensive Auseinandersetzung mit der eigenen therapeutischen Haltung als Grundvorrausetzung für die psychotherapeutische Arbeit mit jungen Erwachsenen. Die Turbulenzen des therapeutischen Prozesses, die Instabilität des Funktionsniveaus, der Wechsel zwischen gehandelten und gesprochenen Botschaften, die Impulsivität der jungen Patienten, ihre Risikobereitschaft aber auch die vehementen Rückzugsneigungen, begründen besonders die Notwendigkeit einer von Neutralität und Abstinenz geprägten Grundhaltung.

Da das Rollenangebot an den Therapeuten durch den Wunsch nach Verantwortungsdelegation dominiert wird, besteht die Notwendigkeit die eigenen Allmachts- und Rettungsfantasien als Therapeut immer im Blick zu behalten. Werden diese eigenen Wünsche und Fantasien nicht als Gegenübertragungsphänomene identifiziert, droht die unbemerkte Fixierung zum potenten und hilfreichen Therapeuten und unfertigen, hilfsbedürftigen Patienten. Aufgrund der unmittelbaren Fortsetzung vorangegangener Beziehungserfahrungen wird die Behandlung damit enorm an Prägnanz und Wirksamkeit einbüßen.

Abschließend erscheint mir noch der Hinweis auf idealisierenden Übertragungsangebote notwendig. Diese stellen oftmals (zumindest auch) eine Abwehrmanifestation gegen aggressiv-destruktive Impulse in der therapeutischen Beziehung dar. Ein entwicklungsfördernder Umgang gelingt nur, wenn der Therapeut seine Angst vor der Wucht des jungen Patienten wahrnehmen kann und nicht der Versuchung erliegt, sich im Dienst der Vermeidung von aggressiven Begegnungen als nur gutes und hilfreiches Objekt anzubieten.

Die Kompetenz des Therapeuten die (geleugnete) Aggressivität des jungen Erwachsenen zu antizipieren und sich dieser im Übertragungs-Gegenübertragungsgeschehen eben nicht zu entziehen, ist für einen erfolgreichen Behandlungsverlauf nicht hoch genug einzuschätzen. J. Lampl-de Groot macht schon 1965 darauf aufmerksam, dass das Bestreben und auch die Kompetenz des Adoleszenten seine feindseligen Impulse zu leugnen, vom Therapeuten sowohl die Fähigkeit als auch die Bereitschaft erfordert, die subtilen Abkömmlinge der Aggression des Patienten aufzuspüren und zu fokussieren. Dieser Aufforderung nachzukommen ist für den Therapeuten, in den 60 Jahren seit ihrer Feststellung, besonders vor dem Hintergrund der aktuellen gesellschaftlichen Dämonisierung von Aggressivität, vermutlich nicht leichter geworden (Salge 2017).

Fazit

Der unvollkommene (gemessen am eigenen Ich – Ideal), selbstunsichere (aufgrund defizitäter Ich-Funktionen), am Phantasma der eigenen Versorgungsbedürftigkeit festhaltende (aufgrund der Bindung an die präödipale „Mutter") spätadoleszente Mensch muss sich gegen seine weitere Entwicklung wehren. Ein „erregter Stillstand", der später von einem resignativen Stillstand oder sogar vom Zusammenbruch der adoleszenten Entwicklung abgelöst werden kann, erscheint oft als einzige Möglichkeit unerträglich phantasierter Beschämung und ungeheurer Schuld auszuweichen, so dass eine libidinöse Hinwendung zur Welt, zur Arbeit und zu den Objekten nicht riskiert wird. Diese Haltung erschwert oft auch eine Bezugnahme auf die psychotherapeutische Behandlung, weil auch die Psychotherapie nicht libidinös besetzt werden kann.

Ich erlebe viele Behandlungen spätadoleszenter Patienten als einen zähen Kampf um die Vermeidung der Anerkennung der Enttäuschungen der Vergangenheit und die Aufgabe militanter Wiedergutmachungsansprüche an die Eltern, die Gesellschaft und auch an uns als Therapeuten. Dies geschieht meist durch ein Festhalten an dem Phantasma noch nicht fertig zu sein bzw. (von den Eltern) nicht ausreichend ausgestattet zu sein. Der junge Mensch ist bedroht von der (Un-) Möglichkeit zu trauern, von der Befürchtung den bedrohlichen Gefühlen des Abschieds und des Verlustes nicht begegnen zu können. Die eigene Potenz kann und braucht dann nicht an der Realität überprüft zu werden.

Gruppentherapie mit homogenen Gruppen junger Erwachsener

5

Diese therapeutische Arbeit, im ubiquitären Spannungsfeld zwischen dem Wunsch nach und der Angst vor Entwicklung, insbesondere der Bewältigung der entwicklungspsychologischen Besonderheiten hinreichend Raum zu geben, lässt sich möglicherweise in altershomogenen Gruppen junger Erwachsener besonders gut realisieren.

In diesem Kapitel soll dargelegt werden, warum (analytische) Gruppenpsychotherapie vielleicht die Therapie der Wahl darstellt.

Die Peer-group

Mario Erdheim hat in seinen Überlegungen zur Adoleszenz u. a. darauf aufmerksam gemacht, dass es zu den Hauptaufgaben dieser Lebensphase gehört, intime Erfahrungen außerhalb der Familie zu machen. Die Bedeutung der Peers für diesen so eminent wichtigen (spät-) adoleszenten Entwicklungsschritt kann kaum überschätzt werden. Der Peer-Group kommt im Rahmen einer gelingenden adoleszent-spätadoleszente Ablösungs- und Verselbstständigungsbewegung sicherlich eine Reihe von Funktionen zu. In dem Konflikt zwischen Familie und Kultur, der nicht nur für den Verlauf der Adoleszenz, sondern das ganze weitere Leben prägend ist, repräsentiert die Peer-group auf selbstverständlich-unaufdringliche Weise die Kultur. Sie ist der Ort, an dem ab der Pubertät eine Ablösung und Verselbstständigung versucht, neue Perspektiven gewagt werden können, Rivalisieren und Konkurrieren erprobt wird. Sie stellt einen Expermentierraum, ein „Labor" für die zu integrierende Triebwelt, einen Raum zur Bewältigung von Beschämungsgefühlen und Identitätsunsicherheiten bereit. Durch die Begegnung mit den Gleichaltrigen besteht ein Container für (Entwicklungs-) Ängste, Erfahrungen von Zurückweisung, Trennungserfahrungen aber auch Gelingen und Scheitern. Zentral für die

H. Salge, *Spätadolezenz - Aufbruch oder Zusammenbruch?*, essentials,
https://doi.org/10.1007/978-3-662-72767-6_5

Begegnung mit den Peers erscheint mir die Möglichkeit für die Modulierung der eigenen Omnipotenzvorstellungen und Grandiositätsphantasien.

Ein großer Teil der jungen Menschen, die in dieser Lebensphase zu Patienten werden, hat nur eingeschränkte bzw. wenig gelungene Peer-group-Erfahrungen machen können, mit der Konsequenz sich ab der Pubertät nur schwer im Kreis der Gleichaltrigen bewegen zu können. Die resultierende Rückzugstendenzen und auch Beschämungsgefühle können zwar meist noch bis in die Spätadoleszenz durch Rationalisierungen und andere Abwehrfiguren bewältigt bzw. geleugnet werden, haben aber im realen Leben meist ein Scheitern von Ausbildungen, Studienversuchen und tragfähigen Partnerschaften zur Folge.

Die inneren Konsequenzen, die aus fehlenden, enttäuschenden oder gescheitert erlebten Peer-Group-Erfahrungen bzw. deren Folgen resultieren, münden dann in eine (unbewusste) Melange aus stillem Vorwurf, tiefer Beschämung, destruktivem Neid, Rache und Groll, was aus Angst vor Entdeckung, die defensiv-destruktiven Rückzugsarrangements stützt und so zu einem Circulus vitiosus einer arretierten Entwicklung beitragen kann.

Diese aus einer klinischen Perspektive kaum zu leugnenden Entwicklungen finden bislang kaum Niederschlag bei den Überlegungen zur psychotherapeutischen Indikationsstellungen bei jungen Erwachsenen. Trotz der Feststellung von Fegert (2009):

> „Die Gleichaltrigengruppe hat in ihrer Brückenfunktion zwischen Familie und Gesellschaft und als ein Ort, an dem neue Werte und Orientierungen gesucht werden, einen ganz besonderen Stellenwert. Diese Bedeutung wird nach wie vor sowohl in der Jugendpsychiatrie als auch in der Erwachsenenpsychiatrie zu wenig in die Behandlungs- und Beratungskonzepte einbezogen [...] Skotomisiert wird so die entwicklungspsychologische Bedeutung der Peergroup in dieser Altersspanne [...]."

Bisher wird die naheliegende Behandlungsoption von Gruppentherapien mit altershomogenen Gruppen Spätadoleszenter und junger Erwachsener kaum realisiert. Vermutlich bestehen auch bei Therapeuten Ängste und Widerstände gegen die Entwicklung spezifischer Gruppenangebote für Patienten dieser Altersgruppe.

Der Therapeut muss die Aggressivität aufbringen, das häufig ausgesprochen ich-syntone Rückzugsarrangement des jungen Patienten, zu identifizieren und ihm auch die Aufgabe dieser (heimlich) idealisierten Position zumuten. Und er wird von seinem Patienten dafür keine Zustimmung erhalten. Und in der Gruppe sieht er sich einer Übermacht ausgesetzt, da sich die Patienten gegebenenfalls gegenseitig schützen. Aber gerade in einer Gruppe im slow-open-Modus arbeiten Patienten in unterschiedlichen Stadien ihrer therapeutischen Entwicklung zusammen, so dass die Phalanx der legitimierten Rückzüge, nicht stabil bleiben kann.

Gruppentherapie

Trotz der häufig anzutreffenden Ambivalenz jüngerer Patienten einem Gruppentherapieangebot gegenüber lässt sich eine Reihe von Vorteilen beschreiben, die aus der klinischen Erfahrung formuliert sind (modifiziert nach Salge 2017):

- Die Peergroup kann als unspezifischer, aber hochwirksamer Behandlungsfaktor genutzt werden
- Die Zugehörigkeit zu einer Gruppe moduliert (adoleszent-spätadoleszente) Größenvorstellungen
- Die Zugehörigkeit zu einer Gruppe verschafft unmittelbare und intensive Erfahrungen außerhalb der Herkunftsfamilie und sozialisiert damit aus der Familie heraus
- Die Identität des Patienten kann sich durch die Möglichkeit multipler Interaktionen stabilisieren
- Beschämende Erfahrungen und Entwicklungsdefizite sind teilbar
- Bezüglich der dominierenden Haltung von Passivität, Legitimation von Vermeidung und Ausweichen fungiert die Gruppe als Expertenrunde
- Die Unsicherheiten des Patienten im Umgang mit dem therapeutischen Angebot werden durch die Mitpatienten relativiert
- Der Therapeut kann nicht so mühelos mit den Elternbildern identifiziert werden, da immer multiple Übertragungsangebote wirksam sind
- Die Bedeutung der Notwendigkeit von Arbeit kann in der Gruppe sehr viel schwerer geleugnet werden
- Erfahrung von Selbstwirksamkeit ist unmittelbar in der Therapie möglich und wird durch die anderen Gruppenteilnehmer validiert

Die Therapie in der Gruppe bietet dem Patienten die Möglichkeit, den therapeutischen Raum probatorisch zu betreten, sich aber schnell in seine Rückzugsorganisation zurück zu flüchten. Die eigene Unsicherheit bezüglich des Funktionierens von Therapie wird relativiert, da die Gruppe für jedes neue Gruppenmitglied eine Vielzahl von Rollen bereithält. Eine vorsichtige Begegnung mit den eigenen Defiziten wird auch über Partizipation und Identifikation ermöglicht, d. h. der Patient muss sich selbst nicht unmittelbar mit den eigenen Schwierigkeiten präsentieren. Die Position des diffus Interessierten, kann genauso eingenommen werden wie die des klugen Beobachters, der die Gruppe, zu einer späteren Zeit ungeheuer voranbringen wird. Der Ängstliche, der aber für Werbungen der Gruppe offen ist, ist genauso anzutreffen wie der provokante Skeptiker und der engagierte Gutmensch, der mit einer einfühlend-unterstützenden Haltung die Gruppe in eine harmonische Familie umfunktionieren möchte. Seltener imponiert eine (offene) Rivalität mit dem Gruppenleiter, der Versuch sich selbst zur Führungsposition aufzuschwingen. Durch die Begegnung all dieser Rollen, können Ängste modifiziert werden, vermittelt sich in paradoxer Weise ein unterschwelliges Erleben von Selbstwirksamkeit.

Auch wenn vordergründig damit regressive Bewegungen beschrieben werden, ermöglichen sie dem Patienten einen Platz in der Gruppe und modifizieren seine Befürchtung, auch in der Behandlung nicht landen können, erneut zu scheitern.

Im gelingenden Fall wird die Gruppentherapie mehr und mehr zum Ort einer nachholenden Peergrouperfahrung. Der zunächst Angst modulierende Therapieauftakt wird schrittweise durch Erfahrungen in der Gruppe, durch die Anwesenheit der Peers kontinuierlich validiert. Durch die Bezugnahme auf die anderen Gruppenteilnehmer, die Erfahrung, Teil der Gruppe zu sein, zum Entwicklungsprozess durch das eigene In-der-Gruppe -sein, beizutragen, wird eine libidinöse Besetzung der therapeutischen Arbeit möglich, der Widerstands gegen die Notwendigkeit von Entwicklung relativiert. Aus der Verbundenheit innerhalb der Gruppe, die sich auch aus dem „Hass gegen einen Entwicklungsprozess" (Bion 1961) entwickelt und der genauen Beobachtung der anderen Gruppenteilnehmer, resultiereninnere Spielräume, die dazu beitragen „eingefrorene" Entwicklungen zu verflüssigen (Salge, 2012) und echte therapeutische Arbeit zu ermöglichen.

Die Bedeutung der Arbeit in der Behandlung von Spätadoleszenten

In der Behandlung von Spätadoleszenten und jungen Erwachsenen ist die Gefahr von als-ob-Therapien besonders groß, d. h. der Patient ist in Gefahr, trotz erheblicher (bewusster) Bemühungen keinen wirklichen Zugang zu seinen inneren Schwierigkeiten zu finden. Nicht zuletzt aufgrund ihrer Identitätsunsicherheit, einer geringen Schamtoleranz, der Notwendigkeit Grandiositätsvorstellungen und Omnipotenzphantasien im Dienst der narzisstischen Regulation aufrechtzuerhalten und auch häufig vorhandenenr(unbewussten) Wiedergutmachungswünsche, haben spätadoleszente Patienten oft ein schwer gestörtes Verhältnis zur Arbeit. Dieser Sachverhalt ist oft wenig zugänglich bzw. kann mit einer Regression in die beschriebene Unschuldsposition erfolgreich distanziert werden. Arbeit ist dabei als jede aktive Hinwendung zur Umgebung, zur Welt zu verstehen, durch die das Individuum Einfluss nimmt, gestaltet und in einen konstruktiv-kreativen Austausch mit seiner Lebensumgebung tritt. In diesem Verständnis hat Arbeit eine Vielzahl von Funktionen. Sie dient der Realitätsorientierung, orientiert auf das Objekt hin und fördert die Ich-Stabilisierung durch die Konsolidierung einer Vielzahl von Ich-Funktionen, konfrontiert mit Unterschieden etc.

Arbeit in diesem Sinne dient auch der Befriedigung des Wunsches nach Bedeutung und Zugehörigkeit, der Befriedigung von Triebimpulsen, der Erprobung von Rivalitätsstreben, der Förderung von Scham- und Frustrationstoleranz, von Verantwortlichkeit und Verbindlichkeit. In der vordergründigen Wahrnehmung der Patienten wird die mit der Therapie verbundene Arbeit zunächst nur als Zumutung erlebt, mobilisiert daher oft auch ganz massiven Widerstand.

Die Gruppenteilnehmer befinden sich in einer slow-open-Gruppe in unterschiedlichen Phasen des therapeutischen Prozesses. Dabei ist ein gravierender Unterschied zwischen dem Gruppenleiter und der Mehrzahl (oder auch aller) Gruppenteilnehmer nicht zu leugnen: der Gruppenleiter arbeitet, auch im ökonomischen Sinne. Da in der Gruppe therapeutische Arbeit geleistet werden muss, tritt der Umgang jedes Gruppenmitglieds und der gesamten Gruppe mit der Arbeitsanforderung unweigerlich in den Fokus. Der Zusammenhang zwischen Engagement und Entwicklung, der Unterschied zwischen Hemmung und Initiative, Delegation und Verantwortungsübernahme, defensivem und aggressivem Agieren und die resultierenden Folgen, treten für jeden Teilnehmer unmittelbar in Erscheinung. Im Verlauf der Gruppentherapie wird es daher immer schwerer, den Zusammenhang zwischen (therapeutischer) Arbeit und ihren Folgen zu leugnen. Der eigene Behandlungserfolg ist aber nicht nur von der eigenen Arbeit, sondern auch der Arbeit der Gruppenteilnehmer und des Gruppenleiters abhängig ist. Die Kompetenz der Gruppe der Notwendigkeit von Arbeit zu begegnen, insbesondere aber der Widerstand gegen deren Anerkennung nimmt nachhaltigen Einfluss auf den Fortgang der Gruppe. Die Manifestation des Widerstands manifestiert sich in verschiedenen Versionen:

- Die Betonung der eigenen Harmlosigkeit und Hilflosigkeit
- Den Hinweis auf den fehlenden therapeutischen Fortschritt
- Hinweise auf die Wirkungslosigkeit der Behandlung
- Die konsequente passive Verweigerung oder das Festhalten an einer Position der heimlichen Überheblichkeit
- Den vorwurfsvollen Hinweis auf die geforderte Anstrengung

Diese Widerstandsmanifestationen können dabei in sehr direkt-offener Form, aber mitunter auch sehr subtil in Erscheinung treten. Die Fokussierung dieses Widerstands führt meist zu Momenten echten Erschreckens. Zu den zentralen Aufgaben des Gruppenleiters zählt daher, Ausweichbewegungen zu identifizieren, Pseudoarbeit zu demaskieren und natürlich selbst seiner Arbeit nachzukommen. Die Aufmerksamkeit der Gruppenteilnehmer ist dabei immer auch auf die Arbeitshaltung des Therapeuten gerichtet.

Behandlungstechnik in der Gruppe

Gruppentherapeutische Behandlungen junger Erwachsener sind regelmäßig durch die für diese Altersphase typischen Funktionsweisen und Abwehrkonfigurationen gekennzeichnet. Das unsichere Identitätsgefühl zieht sich wie ein roter Faden durch die Gruppenarbeit, manifestiert sich in ausgeprägten Leugnungs- und Vermeidungstendenzen, vehementen Versuche die Verantwortung für das eigene Handeln und auch Nichthandeln zu distanzieren. Daher erschrickt die Gruppe regelmäßig vor ihrer eigenen Potenz. Auf konstruktive Gruppen folgen daher häufig Sitzungen, die durch Rückzug, Bagatellisierung oder ausgeprägtes Agieren geprägt sind. Auch innerhalb der einzelnen Gruppensitzung kann es zum Oszillieren zwischen Arbeit und Vermeiden kommen.

Die hohe Relevanz des Schamaffektes in der Behandlung junger Erwachsener prägt naheliegender Weise die Gruppenatmosphäre und äußert sich häufig in einem beschämten Rückzug der gesamten Gruppe. Mitunter imponiert die Gruppe aber auch durch die engagierte „Arbeit“ am schamvollen Rückzug eines einzelnen Patienten, dem Versuch, ihn durch Zureden, Beruhigungen, Verführung, der Beteuerung der Loyalität, bis zur Androhung von Sanktionen aus seinem (beschämten) Rückzug herauszulocken.

Folgende Aspekte verdienen in der gruppentherapeutischen Arbeit mit jüngeren Patienten eine besondere Aufmerksamkeit (mod. nach Salge 2021):

- Die Gruppe funktioniert aufgrund der Zusammensetzung als Expertenrunde mit einem enormen Loyalitätsdruck untereinander.
- Aufgrund der Identitätsunsicherheit, dem Stellenwert von Omnipotenzvorstellungen für die Stabilisierung des inneren Gleichgewichts und dem Versuch der Verantwortung für das eigene Leben zu entkommen, dem Festhalten an der eigenen Kindlichkeit, dominieren Abwehrphänomene, die häufig den manischen Abwehrmanövern nahestehen.
- Es ergibt sich eine spezifische Übertragung-/Gegenübertragungskonstellation zwischen der Gruppe und dem Gruppenleiter. Der Gruppenleiter muss im Gegensatz Familie – Kultur eindeutig auf der Seite der Kultur stehen
- Die Gruppenatmosphäre ist durch den stetigen Wechsel von Lust auf und Angst vor Veränderung geprägt. Das Festhalten an der Verweigerung kann an einzelne Gruppenmitglieder delegiert werden. Ggf. verbündet sich die gesamte Gruppe, schweigend oder agierend im Nein.

Die Gruppentherapie kann zu einem Ort werden, an dem erstmalig eine „kulturelle Erfahrung“ gemacht wird. Mit Hilfe von Identifizierungen und Beobachtungen der

(Entwicklungs-) Schwierigkeiten der anderen Gruppenteilnehmern wird eine Anerkennung eigener Verstrickungen und Verselbstständigungsschwierigkeiten möglich. Erst wenn es möglich wird, die eigenen Hemmungen nicht mehr zu leugnen, sondern anzuerkennen und schließlich auch zu betrauern, entsteht der notwendige Entwicklungsraum.

Manische Abwehrkonfiguration festigen Zustände der Allmacht und unerreichbaren Omnipotenz, in denen allerdings keine Entwicklung mehr möglich ist. Da die Verwendung entsprechender „Strategien" bei Patienten dieser Altersgruppe so regelmäßig anzutreffen ist, werden sie von den Gruppenteilnehmern schnell und zuverlässig identifiziert und auch für die Gruppenkohäsion verwendet. Inwieweit es einer Gruppe möglich wird das Risiko einzugehen die innere Entlastung, das Stabilitätsgefühl und auch die (heimliche) Befriedigung, die aus der manischen Bewegtheit resultiert, zur Disposition zu stellen, ist von einer Vielzahl von Faktoren abhängig.

Die Manifestation manischer Formationen kann sich in der Gruppentherapie sehr unterschiedlich zeigen (Salge 2021):

1. Die Gruppe zieht sich in eine Haltung des Abwartens, des trotzig-triumphalen Schweigens zurück, wirkt auf nonverbale Art und Weise verbunden und leidet auch nicht erkennbar unter dem Stillstand des Gruppenprozesses. Der Wunsch nach Kontakt und Entwicklung scheint in solchen Phasen beim Gruppenleiter „deponiert".
2. Es entsteht eine Atmosphäre der Beliebigkeit, der vordergründigen Belustigung, der Zeitlosigkeit, als mache die Gruppe „Party".
3. Die Gruppe verliert sich im engagiert-lustvollen, aber belanglosen Theoretisieren über Symptome, Diagnosen, die Schwierigkeiten des Lebens und gegenseitiger „Beratung", gewinnt dabei immer mehr Distanz zu ihrer eigentlichen Aufgabe.

Der Abwehrcharakter solcher Inszenierungen wird in der Gegenübertragung spürbar. Der Gruppenleiter erlebt sich inkompetent, ohnmächtig und hilflos. Der Handlungsdialog lädt zum „Gegenagieren" ein, mobilisiert resignativ-vorwurfsvollen Rückzug, die Versuchung, sich durch Überheblichkeit, Vorhaltungen, Besserwisserei, erzieherische Impulse oder Sarkasmus zu entlasten.

Der Stillstand im Gruppenprozess bietet eine ausgesprochen gute Möglichkeit, die Konsequenzen von (unbewusster) Verweigerung für die Gruppenteilnehmer unmittelbar erlebbar zu machen. Der Gruppenleiter ist dabei gefordert den quälenden Stillstand in der Gruppensitzungen auszuhalten und nicht durch eine Erhöhung eigener Anstrengungen „Ungeschehen zu machen". Der Verzicht die Gruppe durch eigene Initiative zu vitalisieren, erfordert ein hohes Maß an Frustrationstoleranz beim Therapeuten und gleichzeitig die stabile Überzeugung von der Richtigkeit und Notwendigkeit dieser Haltung. Wenn der Gruppenleiter an der alleinigen Verantwortung für Bewegung in der Gruppe festhält, wird er der Illusion der Gruppenteilnehmer Vorschub leisten, dass nur lange genug an der Passivität festgehalten werden muss, um „irgendwann irgendjemanden“ zu mobilisieren, der die Verantwortung für die weitere Entwicklung in der Gruppe übernimmt. Damit ist dann eine Chance vertan.

Die entstehende passive-aggressive Atmosphäre auszuhalten, ist eine echte Herausforderung, aber die einzige Möglichkeit „dem hohen Preis“ des Stillstands, eine für alle greifbare Evidenz zu verschaffen.

Was Sie aus diesem *essential* mitnehmen können

- Omnipotenzvorstellungen im Dienst der Regulation des narzisstischen Gleichgewichts und eine Tendenz zum Handlungsdialog sind häufige Phänomene in der Behandlung junger Erwachsener. Sympathie für diese „Strategien“ auf Seiten des Therapeuten ist hilfreich
- Gerade in der Therapie junger Erwachsener ist eine Haltung von Abstinenz und Neutralität notwendig. Der Therapeut sollte nicht der Versuchung erliegen dem Patienten oder der Gruppe die Arbeit abzunehmen
- Die Haltung des Patienten gegenüber der Notwendigkeit von (psychotherapeutischer) Arbeit muss immer wieder fokussiert werden
- Die Gruppe repräsentiert die kulturelle Welt jenseits der Familie und die Peer-group fungiert als ein hochrelevanter Entwicklungsfaktor. Daher ist die Gruppentherapie in altershomogenen Gruppen eventuell die Therapie der Wahl

H. Salge, *Spätadolezenz - Aufbruch oder Zusammenbruch?*, essentials,
https://doi.org/10.1007/978-3-662-72767-6

Literatur

Arnett, JJ (2004) Emerging Adulthood. The widing road from the late teens through the twenties. Oxford University Press, Oxford

Balint M (1970) Therapeutische Aspekte der Regression: die Theorie der Grundstörung. Klett-Cotta, Stuttgart

Bernfeld S (1923) Über eine typische Form der männlichen Pubertät. In: Werder l, Wolff R (Hrsg) Antiautoritäre Erziehung und Psychoanalyse. Ausgewählte Schriften Band 2. März-Verlag, Meisenheim

Blos P (1973) Adoleszenz. Eine psychoanalytische Interpretation. Klett-Cotta, Stuttgart

Chasseguet-Smirgel J (1981) Das Ichideal. Suhrkamp, Frankfurt/Main

Erdheim M (1993) Psychoanalyse, Adoleszenz und Nachträglichkeit. Psyche 47: 934–950

Fäh M, Gsell M (2021) Einführung in das Denken und die erweiterte Theorie des Ödipuskomplexes von Judith Le Soldat. In Fäh M (Hrsg) Trieb und Ödipus. frommann-holzboog, Stuttgart

Fegert JM, Streeck-Fischer A, Freyberger HJ (2009) Adoleszenzpsychiatrie. Schattauer, Stuttgart

Freud S (1905) Drei Abhandlungen zur Sexualtheorie, Gesammelte Werke V, 5. Aufl. Fischer, Frankfurt/Main

Freud S (1908) Der Dichter und das Phantasieren. Gesammelte Werke VII, 5. Aufl. Fischer, Frankfurt/Main

Freud S (1916) Trauer und Melancholie. Gesammelte Werke X, 5. Aufl. Fischer, Frankfurt/Main

Freud S (1923) Das Ich und das Es. Gesammelte Werke XIII, 5. Aufl. Fischer, Frankfurt/Main

Grobe T G, Steinmann S, Szecsenyi J, (2018) Barmer, Arztreport 2018 – Schriftenreihe zur Gesundheitsanalyse, Band 7

Heimann P (1959) Bemerkungen zur Sublimierung. Psyche 13: 397–414

Hilgers M (2006) Scham. Gesichter eines Affektes. Vandenhoeck & Ruprecht, Göttingen

Lampl-de Groot J (1965) Zur Adoleszenz. Psyche 19: 477-485

Laufer M (1980) Zentrale Onaniephantasie, definitive Sexualorganisation und Adoleszenz. Psyche 34: 365–384

Löchel E, Menzner H (2011) Wunsch und Trieb. Psyche 65: 1179-1201

H. Salge, *Spätadolezenz - Aufbruch oder Zusammenbruch?*, essentials,
https://doi.org/10.1007/978-3-662-72767-6

Mau, S. (2017) Das metrische Wir. Über die Quantifizierung des Sozialen. Edition Suhrkamp, Berlin

Rostalski F (2024) Die vulnerable Gesellschaft, Edition Mercator, C.H. Beck

Salge H (2009) Abschied von den Eltern – Zum Gelingen und Misslingen spätadoleszenter Ablösungsbewegungen. In: Wellendorf F, Wesle T (Hrsg) Über die (Un-)Möglichkeit zu trauern. Klett-Cotta, Stuttgart

Salge H (2011) Dysmorphophobie. Aktuelle Dermatologie 37: 458–460

Salge H (2012) Wirkfaktor Peergroup. Gruppenpsychotherapie mit Spätadoleszenten im stationären und ambulanten Setting. In: Grimmer B, Sammett I, Dammann (Hrsg) Psychotherapie in der Spätadoleszenz. Kohlhammer, Stuttgart

Salge H (2014) „Ich bin online, also bin ich" Die Folgen der Digitalisierung auf die Entwicklung der inneren Objektwelt. Kinderanalyse 22: 237 - 257

Salge H (2015) Die Zumutung des Unbewussten & Co. – Besonderheiten in der psychotherapeutischen Behandlung junger Erwachsener. Psychodynamische Psychotherapie 14: 215 - 225

Salge H (2017) Analytische Psychotherapie zwischen 18 und 25, 2. Auflage, Springer

Salge H (2019) Die Idealisierung der Unschuld. Forum der Psychoanalyse 35: 19 – 35

Salge H (2021) Die Gruppenpsychotherapie mit homogenen Gruppen Spätadoleszenter und junger Erwachsener in der stationären Psychotherapie, Kinder-und Jugendlichen-Psychotherapie, 52: 351- 369

Steiner J (1998) Orte seelischen Rückzugs: Pathologische Organisation bei psychotischen, neurotischen und Borderline-Patienten. Klett-Cotta, Stuttgart

Winnicott WD (1958) Über die Fähigkeit allein zu sein. Psyche 12: 344–352

Winnicott WD (1974) Vom Spiel zur Kreativität. Klett-Cotta, Stuttgart

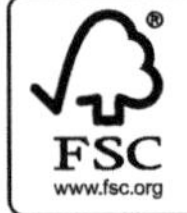

MIX
Papier aus verantwortungsvollen Quellen
Paper from responsible sources
FSC® C105338

If you have any concerns about our products, you can contact us on
ProductSafety@springernature.com

In case Publisher is established outside the EU, the EU authorized representative is:
Springer Nature Customer Service Center GmbH
Europaplatz 3, 69115 Heidelberg, Germany

Printed by Libri Plureos GmbH
in Hamburg, Germany